L'INCROYABLE POUVOIR DE VOS DENTS

Leduc s'engage pour une fabrication écoresponsable !
« Des livres pour mieux vivre », c'est la devise de notre maison. Et vivre mieux, c'est vivre en impactant positivement le monde qui nous entoure ! C'est pourquoi nous avons fait le choix de l'écoresponsabilité. Un livre écoresponsable, c'est une impression respectueuse de l'environnement, un papier issu de forêts gérées durablement (papier FSC® ou PEFC), un nombre de kilomètres limité avant d'arriver dans vos mains (90 % de nos livres sont imprimés en Europe, et 40 % en France), un format optimisé pour éviter la gâche papier et un tirage ajusté pour minimiser le pilon !
Pour en savoir plus, rendez-vous sur notre site.

Conseil éditorial : Alix Lefief-Delcourt
Édition : Christel Desmaris
Relecture : Sandy Canal
Maquette : Jennifer Simboiselle
Graphisme de couverture : Caroline Gioux

76, boulevard Pasteur
75015 Paris – France
ISBN : 979-10-285-3170-6

Docteur Kévin
avec Alix Lefief-Delcourt

L'INCROYABLE POUVOIR DE VOS DENTS

LEDUC

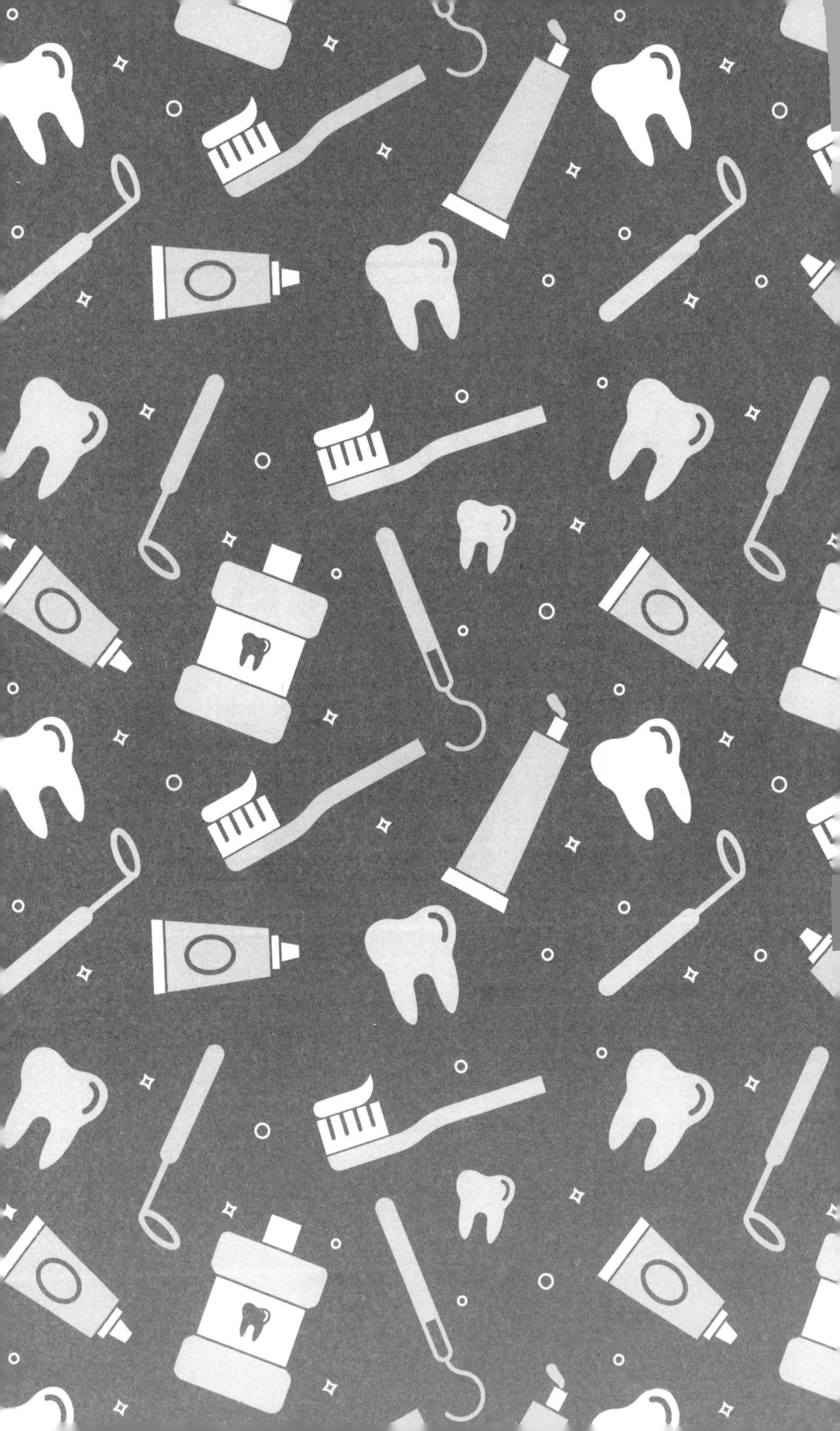

Sommaire

« On doit mille fois plus estimer une dent qu'un diamant. »
L'Ingénieux Hidalgo Don Quichotte de la Manche,
Miguel de Cervantes, 1836, tome 1.

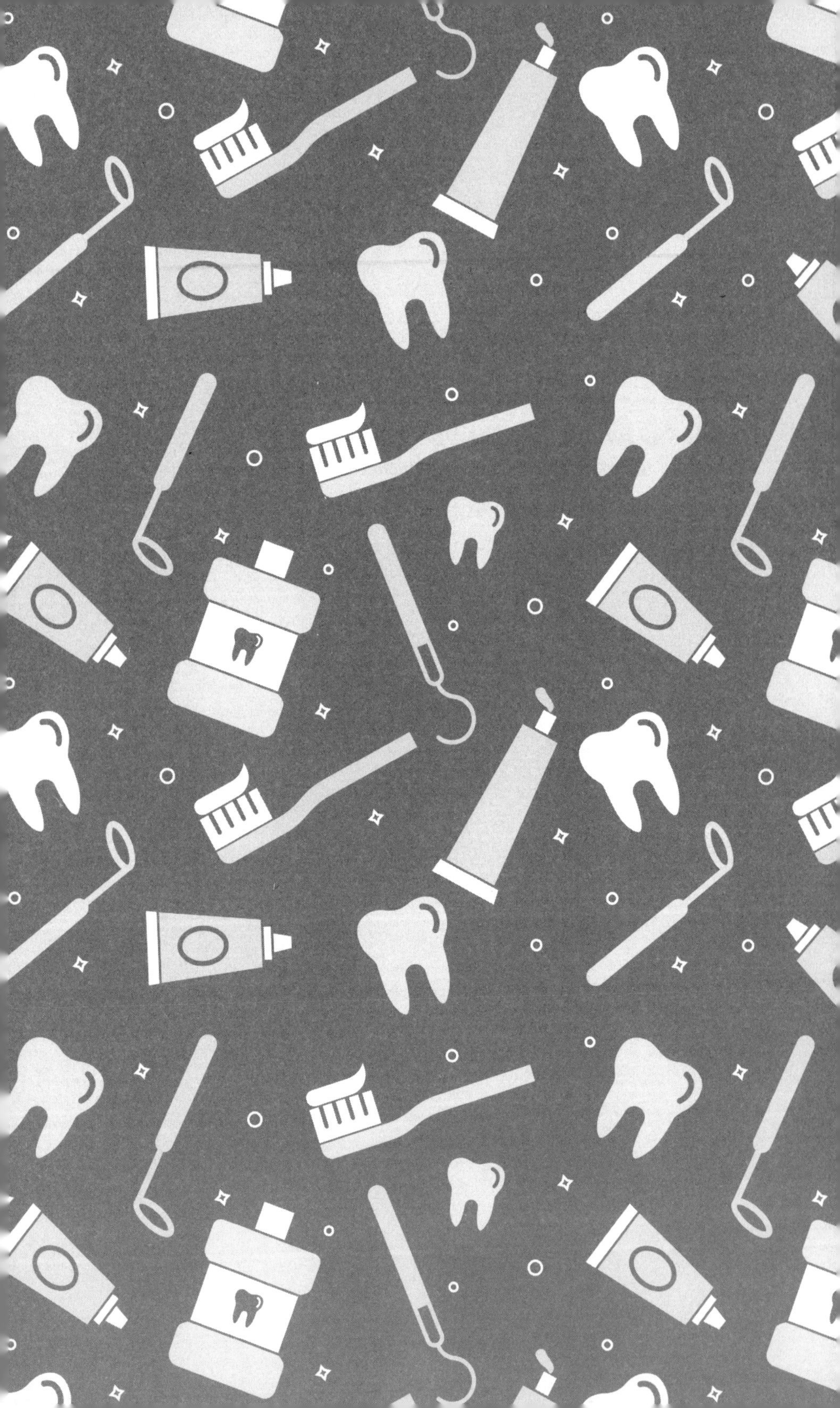

Introduction

Depuis que je suis enfant, je veux devenir médecin. Petit, je ne me séparais jamais de mon stéthoscope et de ma petite mallette de docteur avec tous ses instruments en plastique, et j'adorais ausculter mes grands-parents. Tout le monde autour de moi disait que j'étais fait pour cela : soigner les gens. Alors, je me suis tourné vers la médecine.

En première année de médecine, j'ai découvert une spécialité qui m'a immédiatement passionné : l'odontologie, autrement dit la médecine des dents. L'idée de faire un métier à la fois intellectuel et manuel me plaisait énormément. Pour ma part, mon seul vrai souvenir chez le dentiste remonte à mes 14 ans. À peine la période appareil dentaire terminée, je me suis cassé les deux dents de devant ! Résultat : une année de soins intensifs, chez une dentiste dont je garde finalement un bon souvenir, parce qu'elle était à mon écoute et qu'elle m'expliquait bien les choses.

Mais quand je suis passé de l'autre côté de la roulette, j'ai pris conscience que la stomatophobie (le terme savant pour désigner la phobie du dentiste) était courante. Il faut dire que, dans les films et les dessins animés, les dentistes ont rarement le beau rôle. Dans *Le Monde de Nemo*, le petit poisson-clown est enlevé par un chirurgien-dentiste amateur de plongée. Dans

Charlie et la chocolaterie, le père de Willy Wonka, qui exerce également cette profession, est particulièrement intransigeant avec son fils. Il existe même un film d'horreur appelé *Le Dentiste* ! Pas un chef-d'œuvre du genre, mais suffisamment effrayant pour alimenter les cauchemars des phobiques de la fraise. Cette mauvaise image est renforcée par certaines expressions qui ont la vie dure, telle « mentir comme un arracheur de dents ». Pour la petite histoire, cette expression du XVIIe siècle fait référence aux personnes (les dentistes n'existaient pas encore) qui autrefois proposaient un service d'arrachage de dents sur les places publiques et dans les foires, affirmant haut et fort à leurs clients que leurs soins ne feraient pas mal… Or, à l'époque, on n'avait pas encore inventé l'anesthésie. Depuis, les choses ont bien changé, mais l'expression, elle, est restée pour désigner une personne qui ment sans aucun scrupule.

Lors de mes premiers stages en cabinet, j'ai découvert que, malgré leur incroyable dextérité, peu de dentistes prenaient vraiment le temps d'expliquer à leurs patients ce qu'ils faisaient, et encore moins de les rassurer. Or, dans ce métier qui fait peur à plus d'un, la communication est une qualité essentielle ! Alors, je me suis dit que, sur ce plan-là, je pouvais changer les choses. Dans ma pratique quotidienne, j'ai pour habitude de tout expliquer aux patients (en donnant moins de détails, bien sûr, à tous ceux qui ne veulent pas savoir). Il est essentiel que mon patient connaisse les soins que je vais lui prodiguer dès qu'il entre dans mon cabinet. À la fin de l'intervention, je prends aussi le temps de lui montrer sa bouche (merci la caméra numérique), ce que j'ai fait, s'il y a eu des aléas… Ça permet de dédramatiser beaucoup de choses et, souvent, mes patients m'en sont très reconnaissants. Je constate aussi et surtout qu'ils sont beaucoup moins angoissés, car, en général, on se fait beaucoup de fausses idées sur la pratique dentaire. Voyant que cela fonctionnait bien en cabinet, j'ai rapidement voulu faire ce travail d'information à plus grande échelle. Depuis que je suis tout petit, je fais du théâtre, et j'adore tourner des vidéos. C'est ma deuxième passion après les dents. Alors, j'ai décidé d'allier ces deux passions pour informer et rassurer les gens, grâce à des vidéos de vulgarisation et de prévention diffusées sur le Net.

Je veux aussi changer l'image de ce métier que j'adore, montrer ses différentes facettes (vous l'avez, le jeu de mots ?) et réconcilier les patients avec leur dentiste, en leur dévoilant une image plus jeune, plus sympa, et surtout beaucoup moins effrayante de ce métier. Sur tous ces sujets, il y a beaucoup de travail ! Car, au quotidien, je ne compte plus le nombre de remarques négatives et désagréables que je reçois au cabinet : « Ah, vous, on ne vous aime pas, les dentistes ! » ; « Je n'ai rien contre vous, mais je vous déteste déjà » ; « De toute façon, avec tout l'argent que vous vous faites sur mon dos »... Je peux vous assurer que c'est véritablement épuisant ! Dentiste est un métier passionnant, mais c'est aussi un métier difficile, pour toutes ces raisons que je viens d'évoquer, et parce qu'il faut être bon sur tous les plans : techniquement, intellectuellement, socialement, administrativement, commercialement... C'est également un métier médical où l'on doit parler d'argent. Résultat : une charge mentale énorme qui peut être difficile et lourde à gérer parfois !

Mais je pense vraiment qu'en abordant tous ces sujets, on peut faire avancer les choses dans le bon sens. Aujourd'hui, j'ai dépassé la barre du million d'abonnés sur TikTok. Et je trouve cela génial que de très nombreuses personnes suivent les vidéos d'un dentiste sur les réseaux sociaux ! Les commentaires que je reçois régulièrement me confirment que je suis sur la bonne voie : « Grâce à vos vidéos, j'ai moins peur du dentiste ! Maintenant, j'y vais avec le sourire » ; « Cela permet aux phobiques comme moi d'être informés et de mieux appréhender les séances. »

Avec ce livre, mon objectif est de poursuivre ce travail d'information et de prévention, et de vous emmener à la découverte de l'extraordinaire pouvoir de vos dents. Car, vous le verrez, vos dents sont vraiment des petites merveilles de la nature... à condition d'en prendre soin correctement. J'en suis persuadé : on pourrait éviter 90 % des problèmes de santé dentaire si chacun avait les bonnes informations et adoptait les bons réflexes. Finalement, les soins dentaires ne sont pas si terribles si l'on s'y prend tôt et que l'on consulte son dentiste régulièrement.

Alors, la prochaine fois que vous irez chez votre dentiste, mes p'tites caries*, j'espère que vous lui ferez un beau sourire !

---

* Si vous me suivez sur TikTok, vous savez que c'est un petit surnom affectueux que je donne à mes followers, car si vous adoptez mes conseils au quotidien et que vous rendez régulièrement visite à votre dentiste, la moindre petite carie détectée à temps se soignera rapidement, et de manière indolore.

QUIZ :

Et si vous testiez vos connaissances sur les dents ?

Avant de vous lancer dans la lecture de ce livre, je vous propose un petit quiz pour évaluer vos connaissances sur le sujet des dents.

Si vous avez tout faux (ou presque), pas de panique, je vous explique tout ce que vous devez savoir sur vos dents, et la façon d'en prendre soin, dans les pages suivantes.

1. À partir de quel âge faut-il se laver les dents ?

☐ Dès la première dent de lait.
☐ À partir de 3 ans environ.
☐ À partir de 6 ans.

2. **Quelle est la partie la plus dure du corps humain ?**
- ☐ Le crâne (d'où l'expression « avoir la tête dure »).
- ☐ Les os.
- ☐ L'émail des dents.

3. **Pourquoi dit-on « avoir les dents du bonheur » ?**
- ☐ Parce que c'était un signe de la protection des dieux dans la mythologie grecque.
- ☐ Parce que, pendant les guerres napoléoniennes, les soldats qui présentaient cette particularité étaient réformés.
- ☐ Parce que cela permet de mieux laver ses espaces dentaires, et donc d'avoir moins de caries.

4. **Où les dents peuvent-elles parfois pousser ? *(Oui, oui, il y a forcément une bonne réponse !)***
- ☐ Dans les ovaires.
- ☐ Dans le cerveau.
- ☐ Dans le nez.

5. **La dent 37 est :**
- ☐ Une dent du bas.
- ☐ Une dent du haut.
- ☐ Quoi ? Mais je n'ai pas 37 dents !

6. **Nous sécrétons en moyenne :**
- ☐ 200 ml de salive par jour.
- ☐ 600 ml de salive par jour.
- ☐ 1,5 litre de salive par jour.

7. Le rituel de la petite souris trouve son origine :

- ☐ Dans un conte français du XVIIe siècle.
- ☐ Dans un film d'horreur américain des années 1960.
- ☐ Dans une légende africaine du XIXe siècle.

8. Quel est l'ancêtre du chirurgien-dentiste ?

- ☐ Le barbier.
- ☐ Le cordonnier.
- ☐ L'apothicaire.

9. Une bouche saine comprend en moyenne :

- ☐ Aucune bactérie.
- ☐ Une dizaine d'espèces différentes de bactéries.
- ☐ Des centaines d'espèces différentes de bactéries.

10. Quel est l'autre nom de la plaque dentaire ?

- ☐ Le tartre.
- ☐ Le biofilm.
- ☐ La pellicule.

11. Quelle est la plante préférée du chirurgien-dentiste ?

- ☐ La dentelaire du cap.
- ☐ L'immortelle d'Italie (autrement appelée « plante cari »).
- ☐ Le clou de girofle.

12. Le fil dentaire s'utilise :

- ☐ Avant le brossage.
- ☐ Après le brossage.
- ☐ Jamais, aucun intérêt ! (Ou bien : Jamais, je ne sais même pas ce que c'est !)

13. Quel est le principal composant de l'émail dentaire ?

- ☐ Le phosphore.
- ☐ L'hydroxyapatite.
- ☐ Le fluor.

14. Qu'est-ce que l'halitose ?

- ☐ Le fait de grincer des dents.
- ☐ La mauvaise haleine.
- ☐ Le déchaussement des dents.

15. Qu'est-ce que le bruxisme ? *(Celle-là, elle est facile, non ?)*

- ☐ Le fait de détester les choux de Bruxelles.
- ☐ Le goût pour les blagues belges.
- ☐ L'action de grincer des dents.

16. Où a été inventée la brosse à dents ?

- ☐ Dans un château en Espagne.
- ☐ Dans une ferme italienne.
- ☐ Dans une prison de Londres.

17. Quelle est la particularité de Thomas Pesquet ? *(Thomas, tu confirmes ?)*

- ☐ Il n'a jamais eu de carie.
- ☐ Il a 34 dents.
- ☐ Il souffre de bruxisme.

18. Que signifie l'expression « avoir les dents longues » ?

- ☐ Être fou.
- ☐ Être ambitieux.
- ☐ Être jaloux.

19. Qui a inventé le fil dentaire ?

- ☐ Un Allemand.
- ☐ Un Français.
- ☐ Un Américain.

20. Qui est la sainte patronne des chirurgiens-dentistes ?

- ☐ Sainte Apolline.
- ☐ Sainte Catherine.
- ☐ Sainte Pauline.

21. Quelle confiserie a été inventée par un dentiste ?

- ☐ Les caramels.
- ☐ La barbe à papa.
- ☐ Les chewing-gums sans sucre.

22. Au Japon, qu'est-ce que la mode des *yaeba* ?

- ☐ Un rituel qui consiste à se laver les dents toutes les heures.
- ☐ La mode des dents de travers.
- ☐ Le fait de se teindre les dents en noir.

23. Weston Andrew Valleau Price (1870-1948) est un dentiste bien connu outre-Atlantique pour une bonne raison. Laquelle ?

- ☐ Il a passé la plus grande partie de sa vie à démontrer que c'est l'alimentation moderne qui est la cause des caries et des dents mal alignées.
- ☐ Il a passé la plus grande partie de sa vie à concevoir l'instrument préféré des dentistes : la fraise.
- ☐ Il a passé la plus grande partie de sa vie à tuer ses patients (c'est un dentiste tueur en série !).

24. Qu'est-ce que la lanterne d'Aristote ?

- ☐ Le nom donné aux lampes que l'on trouve dans les cabinets dentaires.
- ☐ Le nom donné aux petites caméras utilisées par les chirurgiens-dentistes.
- ☐ Le nom donné à l'appareil masticateur des oursins.

25. Qu'est-ce que la misophonie ?

- ☐ Le fait de ne pas supporter les bruits de mastication des autres.
- ☐ Une technique de blanchiment des dents.
- ☐ Un traitement des gencives à base d'acide hyaluronique.

26. Quel est l'animal qui a le plus de dents ?

- ☐ La limace de mer.
- ☐ L'homme.
- ☐ Le requin.

27. Quel est le critère dentaire requis pour devenir gendarme ?

- ☐ Avoir un coefficient de mastication supérieur à 30 %.
- ☐ Ne pas avoir de plombage.
- ☐ Se laver les dents quatre fois par jour.

28. Qu'est-ce qu'un parodontiste ?

- ☐ Une gouttière protectrice des dents.
- ☐ Un chirurgien-dentiste spécialiste des gencives.
- ☐ Un assistant dentaire.

29. Qu'est-ce que la gingipaïne ?

- ☐ Une enzyme bactérienne provoquant l'inflammation des gencives.
- ☐ Un fruit bon pour la santé des gencives.
- ☐ Un antioxydant contenu dans le gingembre.

30. Combien de temps après le repas doit-on se brosser les dents ?

- ☐ Tout de suite après.
- ☐ Dans les 10 minutes.
- ☐ 30 minutes après.

Réponses

1. **La bonne réponse est… avant même d'avoir des dents,** soit dès la naissance, car même le lait (qu'il soit maternel ou maternisé) contient du sucre. Il n'y a pas d'âge pour commencer à prendre soin de ses dents ! *(Voir la réponse détaillée et les bonnes pratiques à adopter p. 78.)*

2. **La bonne réponse est… les dents.** *A priori,* une telle question dans un livre consacré aux dents aurait dû vous mettre la puce à l'oreille. *(Pour en savoir plus, lire les explications p. 28.)*

3. **La bonne réponse est… celle qui fait référence aux soldats de l'époque napoléonienne.** Avoir les dents écartées (ou tout autre problème dentaire de ce style) était un motif pour être réformé, et pour rester tranquille à la maison. Je vous explique pourquoi *p. 60.*

4. **La bonne réponse est… dans les ovaires, dans le cerveau et dans le nez.** Oui, vous avez tous raison ! Nos dents sont véritablement étonnantes, et je vous raconte tout à ce sujet *p. 87.*

5. **La bonne réponse est… une dent du bas.** La numérotation correspond à la classification internationale utilisée aujourd'hui par les dentistes. *(Décryptage p. 71.)*

6. **La bonne réponse est… 1,5 litre de salive par jour.** Si vous voulez vérifier, amusez-vous à cracher dans une bouteille, pendant une journée, toute la salive que vous produisez. Ou alors, plus simple, faites-moi juste confiance. Je vous explique tout *p. 129.*

7. **La bonne réponse est... dans un conte français du XVIIe siècle** intitulé *La Bonne Petite Souris.* Il raconte l'histoire d'une fée qui se change en petite souris pour aider une gentille reine... *(Voir p. 82.)*

8. **La bonne réponse est... le barbier.** Autrefois (jusqu'au XIXe siècle), de nombreuses petites interventions chirurgicales, et notamment dentaires, se déroulaient dans les échoppes de ceux que l'on appelait alors les « barbiers-chirurgiens ». *(Explications p. 209.)*

9. **La bonne réponse est... des centaines d'espèces différentes de bactéries.** On parle de microbiote buccal comme on parle de microbiote intestinal. Mais je vous rassure, toutes ces bactéries ne sont pas de grandes méchantes, bien au contraire. *(Pour en savoir plus, rendez-vous p. 107.)*

10. **La bonne réponse est... le biofilm.** En termes scientifiques, un biofilm est un amas structuré de bactéries, qui leur permet de mieux résister à leur environnement. La plaque dentaire est un exemple de biofilm, mais on peut aussi trouver des biofilms sur la peau, dans les intestins... Le tartre, lui, est l'étape suivante : le résultat de la calcification de la plaque. Pour tout savoir, rendez-vous *p. 109.*

11. **La bonne réponse est... le clou de girofle.** Il possède en effet des propriétés anti-inflammatoires, antalgiques et antiseptiques idéales pour soulager les douleurs dentaires. *(Pour en savoir plus, lire les explications p. 205.)*

12. **La bonne réponse est… avant le brossage.** Le fil dentaire permet en effet de déloger les résidus coincés entre les dents. C'est donc plus logique de le passer avant le brossage. Je vous explique tout cela *p. 35.*

13. **La bonne réponse est… l'hydroxyapatite.** C'est un phosphate de calcium, qui permet de rendre les dents très dures. *(Pour en savoir plus, rendez-vous à la p. 28.)*

14. **La bonne réponse est… l'halitose.** Ce terme médical désigne la mauvaise odeur de l'haleine. Le mot vient du latin *halitus,* « souffle, respiration », et *osis,* « maladie ». *(Pour en savoir plus, voir p. 189).*

15. **La bonne réponse est… l'action de grincer des dents.** Le terme de bruxisme vient du latin *brygmos* qui signifie « mâcher, grincer des dents ». *(Pour en savoir plus, lire les explications p. 145.)*

16. **La bonne réponse est… dans une prison de Londres.** Son inventeur s'appelle William Addis et, selon la légende, il aurait eu cette idée en observant un gardien passer le balai. Je vous raconte cette drôle d'histoire *p. 215.*

17. **La bonne réponse est… il n'a jamais eu de carie.** Est-ce pour cela qu'il a pu devenir spationaute ? Peut-être bien ! *(Pour en savoir plus sur les dents de notre spationaute préféré, rendez-vous p. 115.)*

18. **La bonne réponse est... être ambitieux.** Avoir les dents longues, c'est avoir envie de réussir. Découvrez cette expression et plein d'autres autour des dents *p. 231.*

19. **La bonne réponse est... un Américain.** Cette invention date du début du XIXe siècle. *(Pour en savoir plus, lire les explications p. 219.)*

20. **La bonne réponse est... sainte Apolline.** Apolline d'Alexandrie, aussi appelée Apollonie d'Alexandrie. Elle mourut en martyre en 249 : on lui brisa la mâchoire et on lui arracha toutes les dents. On la représente souvent avec une paire de tenailles à la main. Je vous raconte son histoire *p. 211.*

21. **La bonne réponse est... la barbe à papa.** Aussi surprenant que cela puisse paraître, cette confiserie a été inventée par un dentiste à la fin du XIXe siècle. Son objectif était de proposer un bonbon peu sucré pour en limiter les dommages sur les dents des enfants, car la barbe à papa, c'est surtout beaucoup d'air. D'ailleurs, savez-vous comment il a appelé son invention ? Rendez-vous *p. 195* pour le savoir.

22. **La bonne réponse est... la mode des dents de travers.** Dans la culture nipponne, c'est un signe de jeunesse et de mignonnerie. Si, si, je vous assure ! Je vous explique le pourquoi du comment *p. 99.*

23. **La bonne réponse est... (la moins palpitante des trois) il a passé la plus grande partie de sa vie à démontrer que c'est l'alimentation moderne qui est la cause des**

caries et des dents mal alignées. Il en a même tiré un livre. *(Rendez-vous p. 204 pour en savoir plus.)*

24. La bonne réponse est… le nom donné à l'appareil masticateur des oursins. Étonnant, non ? Si ce nom vous intrigue, je vous explique tout *p. 49*.

25. La bonne réponse est… le fait de ne pas supporter les bruits de mastication des autres. Si vous en souffrez, sachez que vous n'êtes pas seul(e). *(Rendez-vous p. 69 pour en savoir plus sur ce trouble.)*

26. La bonne réponse est… la limace de mer. Certaines espèces peuvent en avoir jusqu'à 750 000 au cours de leur vie. Vous avez bien lu ! Je vous en dis plus sur cette information étonnante *p. 48*.

27. La bonne réponse est… avoir un coefficient de mastication supérieur à 30 %. Et ce n'est pas une blague. Je vous explique comment le calculer *p. 68*.

28. La bonne réponse est… un chirurgien-dentiste spécialiste des gencives. Et plus précisément du parodonte, le tissu de soutien des dents qui englobe les gencives, les os, les ligaments… *(Plus d'infos p. 157.)*

29. La bonne réponse est… une enzyme libérée par une bactérie et provoquant l'inflammation des gencives. Une étude avance qu'elle serait un facteur de risque de la maladie d'Alzheimer. Je vous explique tout cela *p. 164*.

30. La bonne réponse est… 30 minutes après. Se brosser les dents trop vite après avoir mangé favorise en effet la pénétration dans les dents des acides libérés par les bactéries buccales lors de la mastication. *(Plus d'infos p. 248.)*

« Rien n'est à craindre,
tout est à comprendre. »
Marie Curie

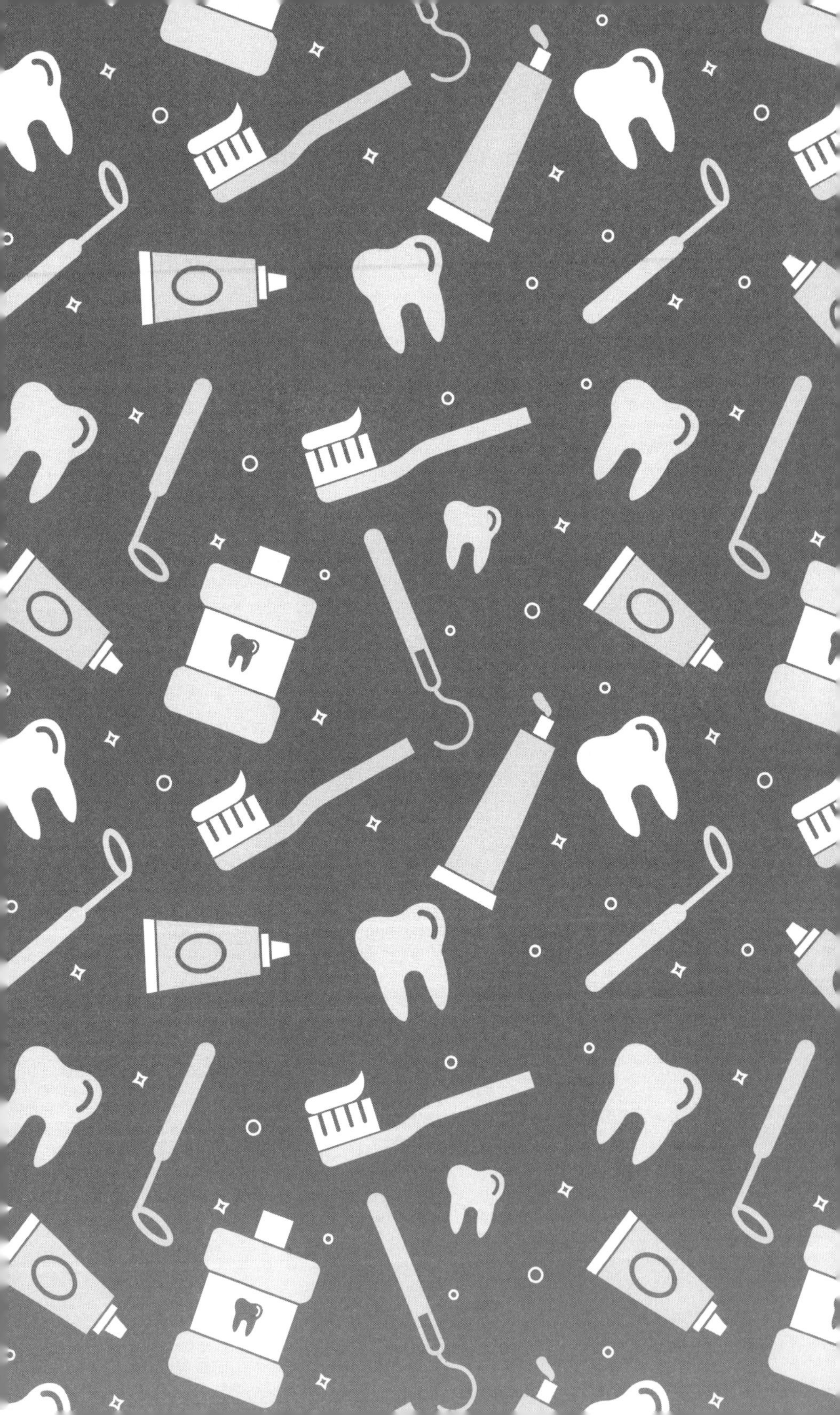

CHAPITRE 1

Nos dents : petites, mais costauds !

Nos dents sont des organes vivants ! Elles sont composées d'un ensemble de matières aux propriétés extraordinaires qui leur confèrent une solidité à toute épreuve. Il en faut de la résistance pour mastiquer, écraser, broyer, déchiqueter les dizaines de tonnes d'aliments que nous ingurgitons au cours de notre vie. Mais attention, elles sont aussi paradoxalement très fragiles…

Nos dents sont comme des icebergs. Non pas parce qu'elles fondent à grande vitesse à cause du réchauffement climatique (heureusement !), mais parce que sous la « couronne », la partie blanche et visible de la dent, se cache une structure particulièrement complexe, de plus en plus molle au fur et à mesure que l'on se rapproche de l'intérieur ! Allez, je vous emmène faire une petite visite du propriétaire…

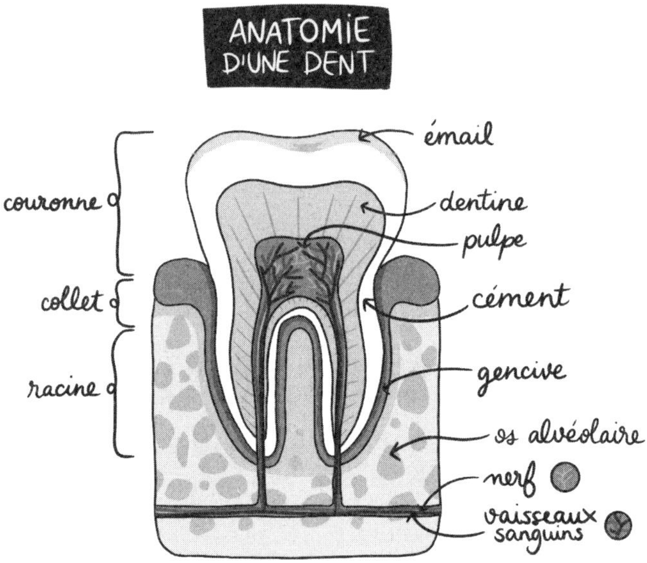

L'émail dentaire, plus dur que l'acier !

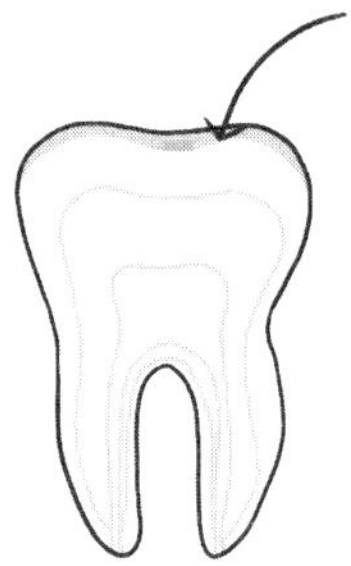

La couche la plus superficielle de la dent, celle que vous pouvez toucher, c'est l'émail. Cette substance blanche et translucide recouvre la partie visible de vos dents, c'est leur couche externe. L'émail est un matériau particulièrement résistant. On le considère même comme le matériau le plus dur de votre corps (devant vos os !), mais aussi le plus minéralisé.

Il est ainsi composé à 95 % de minéraux, et plus précisément d'hydroxyapatite, un matériau particulièrement résistant de la famille des phosphates de calcium. À titre de comparaison, nos os ne se composent que de 40 % d'hydroxyapatite.

C'est grâce à cet émail très dur que nous pouvons mastiquer et broyer les aliments même coriaces, tout en protégeant les structures internes de la dent (que nous aborderons juste après). Cette résistance hors du commun s'explique par la microstructure de l'émail : il est en effet constitué de minuscules bâtonnets regroupant des milliers de brins monocristallins 1 000 fois plus fins qu'un cheveu humain (lesquels ne font que 0,1 mm d'épaisseur). Prises une par une, ces « cristallites » sont aussi cassantes que des spaghettis secs, mais regroupées par dizaines de milliers par millimètre carré et entremêlées, elles composent une matière plus dure que l'acier !

Mais attention, ce n'est pas parce que l'émail est dur qu'il ne faut pas en prendre soin. Bien au contraire ! Au fil du temps, cette couche très fine, de 2 à 3 mm d'épaisseur, s'use sous l'effet de plusieurs facteurs : la mastication répétée, les brossages trop agressifs (notamment avec une brosse à dents à poils trop durs), la présence de caries qui acidifient la bouche, mais aussi la consommation d'aliments acides (jus de fruits, sodas riches en acides phosphoriques...).

Émail dentaire qui se dégrade : les signes d'alerte

- ⚠ Vos dents se décolorent. L'émail se dégradant, la dentine, jaunâtre, devient alors plus visible.
- ⚠ Les bords de vos incisives semblent transparents.
- ⚠ Vos dents se fissurent.
- ⚠ Vos dents sont plus sensibles, notamment au froid.

L'émail ne contenant pas de cellules vivantes, il n'a pas la capacité de se régénérer, à l'inverse de l'os. Une fois endommagé, c'est irrémédiable. La couche d'en dessous, plus molle (la dentine), est alors plus exposée aux bactéries, ce qui augmente le risque de caries. Elle est aussi plus vulnérable aux agressions extérieures (froid, chaleur, sucre), ce qui rend les dents plus sensibles. D'où l'intérêt des dentifrices enrichis en hydroxyapatite que l'on trouve aujourd'hui sur le marché.

Pour la petite histoire, la première forme d'hydroxyapatite a été créée en 1970 par la NASA pour aider à restaurer les dents et la perte osseuse des astronautes qui allaient dans l'espace. Le brevet a ensuite été acquis par une marque japonaise qui a lancé, au tout début des années 1980, au Japon, un dentifrice à l'hydroxyapatite. Cependant les dernières études scientifiques montrent une efficacité similaire entre un dentifrice enrichi en hydroxyapatite et un dentifrice enrichi en fluor pour la protection contre les caries*.

Notons enfin que, sur sa partie racine, la dent n'est pas protégée par de l'émail, mais par du cément, qui est beaucoup plus fin. Dans certains cas, la racine dentaire peut être dénudée (c'est-à-dire pas suffisamment recouverte par du cément), ce qui occasionne une hypersensibilité (voir *p. 137*).

---

* E. Paszynska, «Caries-preventing effect of a hydroxyapatite-toothpaste in adults: a 18-month double-blinded randomized clinical trial», *Frontiers in Public Health*, juillet 2023.

L'hypominéralisation dentaire, un nouveau défi

Cette pathologie est un défaut de l'émail qui touche de manière caractéristique une ou plusieurs premières molaires définitives, et parfois également les incisives permanentes sortant vers l'âge de 6 ou 7 ans. On parle d'hypominéralisation à type de MIH (*Molar Incisor Hypomineralization*, hypominéralisation des molaires et des incisives). Selon les méta-analyses les plus récentes*, plus de 13 % des humains sont concernés dans le monde, et cette pathologie serait en nette augmentation, selon les scientifiques.

On ignore encore son origine, mais de nombreux spécialistes s'accordent pour dire que cette pathologie serait multifactorielle, et notamment en lien avec la survenue d'une hypoxie à la naissance, de fortes fièvres, d'épisodes infectieux de la sphère ORL dans la petite enfance ou encore avec une prédisposition génétique. Une étude récente**, menée sur des rongeurs, fait également le lien entre le développement d'hypominéralisations de l'émail et leur exposition à des phtalates

* D. Zhao *et al.*, « The prevalence of molar incisor hypomineralization: evidence from 70 studies », *Int. J. Paediatr. Dent.*, 2018.

** A. T. Bui *et al.*, « Use of dental defects associated with low-dose di(2-Ethylhexyl)Phthalate as an early marker of exposure to environmental toxicants », *Environ. Health Perspect.*, 2022.

(composés plastiques) reconnus comme des perturbateurs endocriniens. Lors de l'éruption des dents, les améloblastes, les cellules qui produisent l'émail, disparaissent. Ainsi, il peut conserver en mémoire les événements environnementaux survenus pendant sa formation. Le MIH serait donc le signe d'une exposition environnementale délétère intervenue au cours de la période périnatale.

L'émail dentaire : 5/10 sur l'échelle de Mohs

Au début du XIXe siècle, le minéralogiste allemand Friedrich Mohs a mis au point une échelle pour mesurer la dureté et la résistance des minéraux et des pierres fines et précieuses. Cette échelle va de 1 pour le talc, qui est le minéral le plus friable, à 10 pour le diamant. Selon cette échelle, l'émail dentaire a une dureté autour de 5.

1	Talc, friable sous l'ongle.
2	Gypse, rayable avec l'ongle.
3	Calcite, rayable avec une pièce cuivrée.
4	Fluorite, rayable au couteau.
5	Apatite, rayable au couteau.
6	Orthose, rayable à la lime, par le sable.
7	Quartz, qui raye une vitre.
8	Topaze, rayable par le carbure de tungstène.
9	Corindon, rayable au carbure de silicium.
10	Diamant, rayable par un autre diamant.

La dentine, attention sensible !

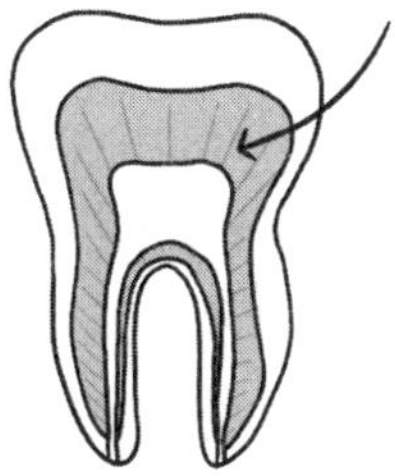

Juste en dessous de l'émail, la dentine, aussi appelée « ivoire », est la matière principale de la dent. C'est un tissu calcifié et blanchâtre qui entoure la pulpe dentaire. Elle est recouverte par l'émail au niveau de la couronne et par le cément au niveau de la racine. Comme l'émail, c'est une matière très résistante (c'est la deuxième substance la plus résistante dans le corps), mais aussi plus souple. Elle contient également des minéraux sous forme d'hydroxyapatite (70 %), le reste étant constitué de matière organique (20 %) et d'eau (10 %). L'ivoire est également la matière principale des défenses d'animaux (éléphants, hippopotames, morses, cachalots…).

Elle présente une structure poreuse, analogue à celle de l'os, et est traversée de part en part par une multitude de canaux très fins, appelés « canalicules » ou « tubuli dentinaires », qui communiquent avec le nerf de la pulpe dentaire (d'où l'apparition de l'hypersensibilité dentinaire quand cette dentine est exposée, *voir aussi p. 137*).

Les espaces entre ces canalicules sont remplis de fibres de collagène : c'est ce qui apporte une certaine souplesse à la dentine. Cette partie de la dent étant plus « molle » (tout est relatif) que l'émail, elle se détériore plus facilement que ce dernier. Une fois que la carie, qui commence par un petit trou dans l'émail, atteint la dentine, elle se propage plus rapidement et plus largement. D'où l'importance de traiter rapidement ses caries !

Avec l'âge, la dentine se « condense » et le diamètre des tubuli diminue. Cette diminution de perméabilité explique pourquoi les caries progressent moins vite chez les adultes par rapport aux enfants. Elle explique aussi pourquoi les personnes âgées sont moins sensibles des dents et peuvent avoir des caries profondes (parfois jusqu'à la pulpe) alors qu'elles ne ressentent rien.

La pulpe dentaire, la partie vivante de la dent

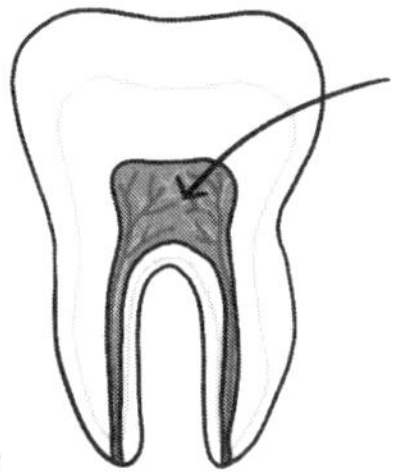

Cette partie, située au cœur de la dent, est aussi appelée « nerf » ou « chambre pulpaire ». C'est elle qui donne à la dent sa vitalité et qui permet sa croissance durant l'enfance. Elle représente environ un tiers du volume total de la dent et est composée de tissus vivants : tissus nerveux, neurofibres et vaisseaux sanguins. Ces derniers sont en lien avec la circulation sanguine générale, d'où l'importance d'une bonne santé bucco-dentaire pour être en bonne santé générale *(voir p. 161)*. La pulpe dentaire renferme aussi des cellules souches qui permettraient peut-être, un jour, de soigner un grand nombre de maladies *(voir également p. 85)*.

FICHE PRATIQUE

Les six gestes barrières pour protéger son émail dentaire

Règle n° 1 : faites un brossage matin et soir pendant deux minutes pour désorganiser le biofilm bactérien et limiter sa nocivité. Si vous pouvez emporter votre brosse à dents à l'école ou au travail, un troisième brossage sera utile après votre déjeuner.

Règle n° 2 : le dentifrice au fluor est votre meilleur allié à la fois pour renforcer la structure minérale de la dent et pour son action antibactérienne. Voir la quantité recommandée de fluor en fonction de l'âge *p. 240*.

Règle n° 3 : n'oubliez pas de faire un nettoyage minutieux des espaces interdentaires, où prolifère la plaque bactérienne, avec du fil dentaire ou des brossettes avant le brossage. L'utilisation du jet dentaire peut être un complément intéressant.

Règle n° 4 : adoptez une alimentation équilibrée sans grignotage pour limiter les attaques acides bactériennes sur les tissus dentaires *(voir aussi les conseils p. 202)*.

Règle n° 5 : bien sûr, prévoyez un contrôle annuel chez votre chirurgien-dentiste, dès l'âge de 1 an, pour prévenir et dépister les infections carieuses et parodontales.

Règle n° 6 : en complément, vous pouvez mâcher un chewing-gum sans sucre après chaque prise alimentaire. Cela peut être intéressant, surtout si vous ne pouvez pas emporter votre brosse à dents pendant la pause déjeuner. Vous pouvez également compléter le brossage par un bain de bouche sans alcool le soir pour une protection nocturne.

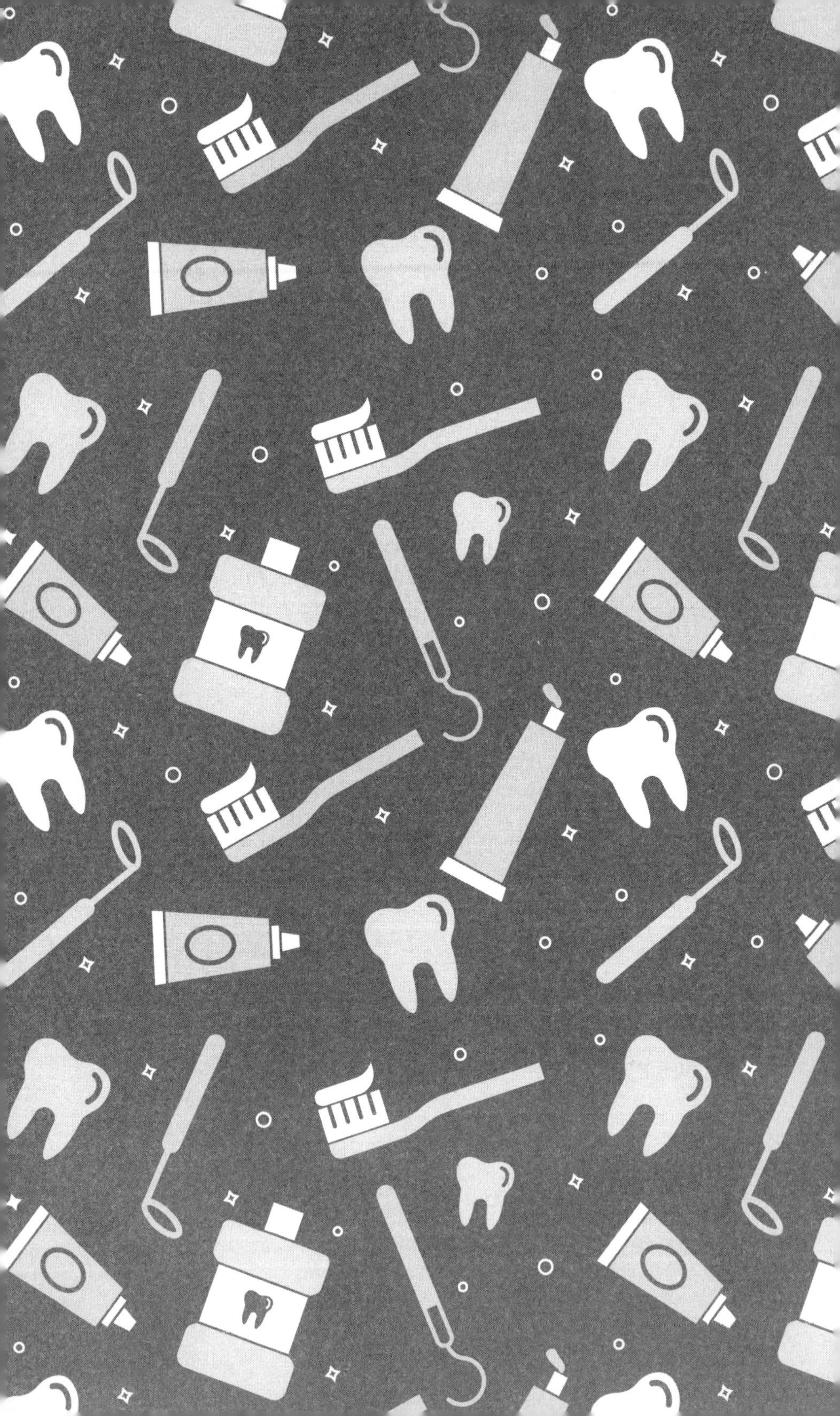

CHAPITRE 2

La flexibilité : une qualité insoupçonnée de nos dents

Contrairement à ce que l'on pourrait penser, nos dents ne sont pas soudées – et donc fixes – dans notre mâchoire. Bien au contraire, elles sont « attachées » avec des liens flexibles qui leur apportent une certaine souplesse.

Faites le test vous-même : si vous serrez fortement les dents pendant quelques secondes (je vous déconseille de le faire trop longtemps) et que vous bougez légèrement vos mâchoires d'avant en arrière, vous sentirez vos dents bouger légèrement. Pas de panique : c'est complètement normal ! Et c'est même un bon signe.

En effet, si nos dents sont solidement ancrées dans notre mâchoire, elles n'en restent pas moins flexibles. Cela est permis grâce à des fibres de soutien très particulières, appelées

« fibres de Sharpey du ligament alvéolo-dentaire » (ou « desmodonte »). Cette flexibilité permet aux dents de bouger légèrement en cas de besoin, par exemple lorsque l'on croque dans un aliment trop dur. Sans cette flexibilité, on se casserait sûrement bien souvent les dents.

Elles tirent leur nom de l'anatomiste anglais William Sharpey, qui les a décrites en 1846. Ces fibres relient le cément (qui recouvre la surface de la racine dentaire) à l'os alvéolaire. Elles sont constituées de faisceaux de collagène et ont une structure ondulée qui leur confère une capacité d'étirement. Ces fibres sont aussi présentes au niveau du crâne ou des vertèbres.

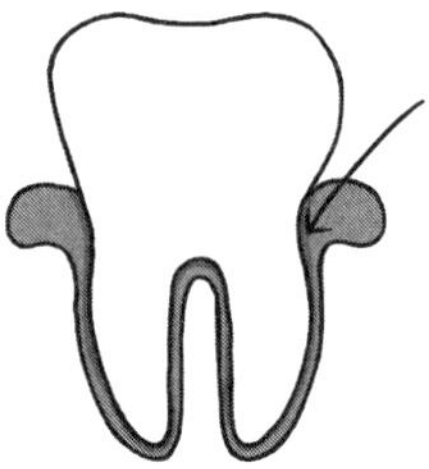

Dent cassée chez l'enfant : que faire ?

Tout traumatisme dentaire, même minime, doit faire l'objet d'une consultation chez un dentiste. Les bons réflexes à adopter sont les suivants : notez bien l'heure de l'accident et vérifiez l'intégrité des tissus mous et durs (lèvres, gencives, dents...). Prenez des photos ou des vidéos pour les montrer au dentiste si l'enfant ne peut être reçu dans l'heure. Certains traumatismes, comme la fracture dentaire ou l'expulsion, doivent être pris en charge idéalement dans l'heure après l'accident pour un meilleur pronostic !

- Si une dent de lait est cassée, inutile de chercher partout le morceau manquant. Il est en effet très difficile de recoller un fragment de dent de lait, car l'enfant est rarement coopératif, et l'intervention se solde souvent par un échec.

- Si une dent de lait est expulsée en entier, ne la remettez surtout pas en place, car cela risquerait d'endommager le germe de la dent définitive.

- Si une dent définitive est cassée, conservez son morceau fracturé dans du sérum physiologique, dans du lait ou dans votre propre salive (il suffit de cracher dans un petit récipient), et allez le plus rapidement possible chez un dentiste.

- Si une dent définitive est expulsée, rincez sa racine avec du sérum physiologique ou à l'eau claire sans la frotter (c'est important), en la tenant par la couronne. Puis remettez-la à sa place sans délai (et dans le bon sens !). Sinon, comme pour la fracture, conservez-la dans du sérum physiologique, votre salive ou du lait, et contactez rapidement un dentiste. Ce cas de figure est une vraie urgence, le dentiste mettra tout en œuvre pour vous trouver une place rapidement.

Message pour les écoles : prévoyez un dentiste (pédiatrique, idéalement) référent dans votre secteur. Ainsi, il sera possible de leur envoyer les élèves en cas d'urgence.

Priorité à la vitamine C

À ce propos, savez-vous pourquoi les carences en vitamine C font tomber les dents ? Aujourd'hui, celles-ci sont rares dans nos pays développés, mais autrefois, elles ont touché de nombreux marins au long cours qui n'avaient pas accès aux fruits et légumes frais (et donc à la vitamine C) durant leurs traversées. Ils étaient alors victimes d'une maladie (le scorbut) qui, dans les cas les plus graves, entraînait des hémorragies, notamment au niveau des gencives, ce qui pouvait provoquer un déchaussement des dents.

La vitamine C est, en effet, essentielle à la synthèse du collagène, qui est notamment le constituant des fibres de Sharpey. Bref, pour garder ces fibres en bonne santé, adoptez une alimentation variée et équilibrée, riche en fruits et légumes frais !

Les aliments les plus riches en vitamine C

- l'acérola
- la goyave
- le cassis et les autres fruits rouges crus (framboises, fraises, groseilles...)
- le persil frais
- le thym frais
- le piment
- le raifort
- le chou frisé
- le poivron
- le citron
- le brocoli
- les choux de Bruxelles
- les tomates séchées
- le kiwi
- le chou vert
- la papaye
- les algues...

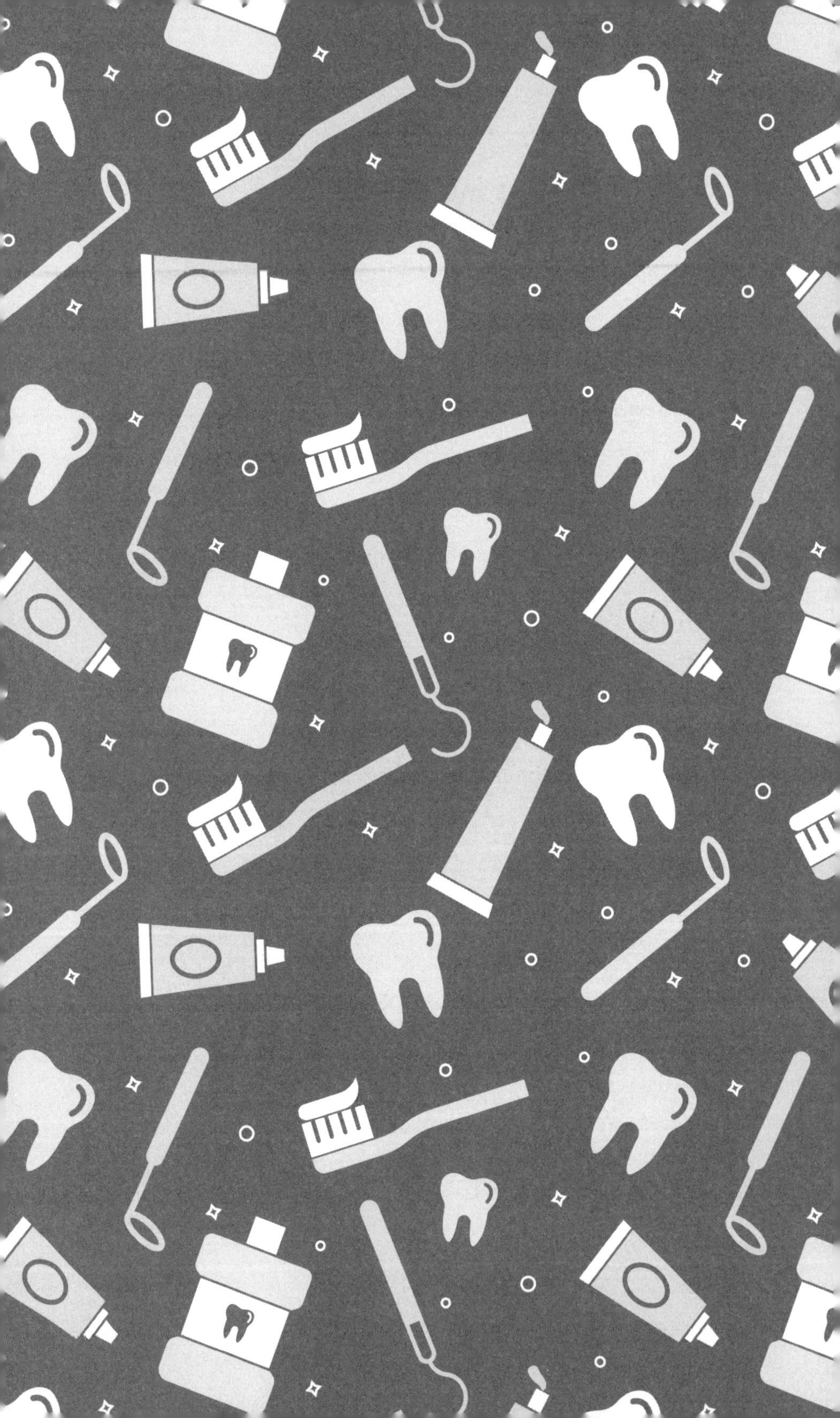

CHAPITRE 3

Bientôt des dents qui repoussent à l'infini ?

Avant de répondre à cette question, petite devinette : savez-vous pourquoi les alligators ne vont jamais chez le dentiste ? Réponse : parce qu'ils n'en ont pas besoin ! Leurs 80 dents sont en effet remplacées… une fois par an ! Sur toute une vie, cela représente jusqu'à une cinquantaine de renouvellements, et jusqu'à 3 000 à 4 000 dents au total. Avouez, ce serait pratique si, nous aussi, nous pouvions bénéficier de cette « assurance remplacement » à l'infini. Certains scientifiques y travaillent d'ailleurs activement… Alors, science-fiction ou bientôt réalité ? Petite explication.

Les animaux dont les dents se renouvellent, comme les alligators, sont dits « polyphyodontes » (du grec ancien *polús*, « beaucoup », *phyō*, « produire », et *odóntos*, « dents », ce qui signifie donc, littéralement, « qui produit beaucoup de dents »). C'est le cas aussi d'autres reptiles, comme les crocodiles et les serpents, ainsi que des poissons. Une étude taïwanaise menée chez les alligators* a permis de comprendre comment cela fonctionne : sous chacune des dents visibles de ces reptiles carnivores, il y a toujours des « dents de transition » prêtes à prendre le relais. Chaque fois qu'une dent tombe, un signal chimique est envoyé à la lame dentaire (zone de la mâchoire où se créent les bourgeons et où sont stockées les cellules souches capables de se différencier en dents), afin de procéder au remplacement. À ce rythme, on se doute que leurs dents sont toujours en bonne santé et parfaitement fonctionnelles. Ça fait rêver, non ?

Polyphyodonte catégorie « petit joueur »

Et les humains, alors ? En réalité, nous sommes, nous aussi, des polyphyodontes, mais catégorie (très) petits joueurs ! En effet, nos dents se renouvellent bien au cours de notre vie, mais une seule fois. Nous ne disposons donc que de deux générations de dents, à savoir : les dents de lait, aussi appelées « dents déciduales » ou « dents primaires », et les dents définitives ou secondaires. On dit que nous sommes « diphyodontes ». Une fois que nos dents de lait tombent (naturellement), de même que nos dents définitives (c'est moins naturel, mais cela arrive !), il ne reste plus que la solution des... fausses dents.

* E. M. De Robertis *et al.*, « Specialized stem cell niche enables repetitive renewal of alligator teeth », Howard Hughes Medical Institute/University of California, 2013.

Le fait d'être diphyodonte s'explique de manière assez logique. Comme dans bien d'autres domaines, la nature est bien faite. Imaginez les 32 grosses dents d'un adulte dans la bouche d'un enfant de 3 ou 4 ans… Il n'y a clairement pas assez de place ! Voilà pourquoi les 20 petites dents de lait font le travail pendant quelques années, en attendant que notre mâchoire se développe suffisamment pour accueillir de plus grosses dents. Notons d'ailleurs que la plupart des mammifères sont diphyodontes, comme nous, y compris la petite souris elle-même ! Chez le chien et le chat, la transition se fait vers 6 mois, tandis que les chauves-souris, certains rongeurs ou encore les phoques naissent avec des dents de lait déjà bien développées, qu'ils perdent peu après la naissance.

Non, nos dents ne poussent pas en continu !

C'est pourtant ce que l'on a longtemps cru, au moins jusqu'au milieu du XVIIIe siècle* ! Ainsi, on croyait que les dents, comme les poils, les cheveux ou les ongles, poussaient en permanence, de la naissance à la mort, ce qui permettait de compenser leur usure naturelle provoquée par la mastication. Ainsi, pour Claude Galien, célèbre médecin grec du Ier siècle, les dents sont des os privilégiés, parce qu'elles contiennent des nerfs et croissent sans

* M. Ruel-Kellermann, « Des diverses usures dentaires à l'éveil de la conscience », https://www.biusante.parisdescartes.fr/sfhad/actes/des-diverses-usures-dentaires-a-leveil-de-la-conscience.

cesse. Dans ses *Œuvres complètes*, Ambroise Paré, lui, confirme : « Les dents diffèrent des autres os, parce qu'elles ont action à raison qu'elles mâchent ; aussi parce qu'elles peuvent se régénérer quand elles sont perdues et ont un croissement continuel jusqu'à la mort, à raison qu'en frayant [c'est-à-dire en s'usant par frottement, ndlr] et principalement en la mastication l'une contre l'autre se comminuent [autrement dit, se brisent, ndlr] et s'usent. » Au XVIIIe siècle, dans le *Dictionnaire universel* de Robert James (1746-1748), traduit de l'anglais par Diderot, on trouve encore cette explication : « Les dents croissent et reçoivent continuellement de la nourriture, autrement, elles s'useraient par le frottement qui se fait les unes contre les autres dans la mastication. Elles se réparent à proportion qu'elles s'usent. » Il faut attendre 1771 et la parution de *L'Histoire naturelle des dents humaines* et du *Traité pratique des maladies des dents* de John Hunter pour mettre un terme à cette croyance.

La rançon du succès

Autre raison pour laquelle nous ne sommes pas comme les alligators : les mammifères, dont nous faisons partie, ont des dents complexes, avec au moins trois formes différentes. On dit qu'ils sont « hétérodontes », contrairement aux reptiles, qui sont homodontes (toutes leurs dents sont semblables). Chez les humains, en effet, chaque type de dent a une fonction :

les incisives servent à couper les aliments, les canines à les déchiqueter, les prémolaires à les broyer et les molaires à les mastiquer.

Mais pourquoi une telle spécialisation ? Les anthropologues sont d'accord pour dire que cette complexité dentaire a joué un rôle important dans l'évolution des mammifères. C'est, en effet, grâce à toutes ces missions complexes remplies par nos dents que nous sommes aujourd'hui capables d'extraire le plus possible de calories des aliments que nous consommons. Énergie qui nous sert ensuite à produire notre propre chaleur corporelle : on dit que les humains sont endothermes ou qu'ils ont le « sang chaud ». Or, l'endothermie est un véritable atout : elle permet de vivre sous n'importe quel climat (ou presque), de voyager plus loin, de se déplacer plus rapidement, et ainsi d'explorer de plus grands espaces, d'être plus endurant, de mieux se défendre contre les maladies, etc. Mais cette complexité dentaire à un coût. Pour bien positionner, maintenir, fragmenter et mastiquer les aliments, il faut beaucoup de précision, des dents aux formes spécifiques et alignées au millimètre près. Or plus un objet est complexe et a des rôles précis, plus il est difficile à remplacer. Voilà pourquoi, contrairement aux poissons et aux reptiles, il n'y a pas de repousse de nouvelles dents chez la plupart des mammifères. C'est, en quelque sorte, la rançon du succès ! Dans la vie, on ne peut pas tout avoir.

Malgré cette hétérogénéité dentaire, qui rend la tâche beaucoup plus compliquée, l'idée de faire repousser spontanément les dents des humains de la même façon a naturellement fait son chemin dans la tête de certains scientifiques… Et la presse fait régulièrement l'écho d'expérimentations scientifiques en ce sens. Depuis que j'ai commencé mes études pour devenir dentiste, je vois régulièrement revenir ce type d'articles dans les médias. Certains patients m'en parlent même de temps en temps.

Mais pas question de s'emballer, car cela reste encore, à l'heure actuelle, à l'état de recherche et développement. Alors, au lieu de rêver du jour où nous pourrons tous avoir des dents remplaçables, mieux vaut prendre soin de celles dont nous disposons. Parole de dentiste.

Qui a le plus de dents ?

En matière de record, on cite souvent le tatou géant, qui possède 74 dents. Cet animal vit au fin fond des forêts tropicales d'Amérique du Sud. Pas très impressionnant ? Pour un mammifère, si, car les mammifères sont les animaux qui ont le moins de dents. Lui détient le record. Et pour l'anecdote, c'est aussi l'animal qui possède le plus long pénis du règne animal, proportionnellement à sa taille. Mais ça, c'est une autre histoire...

Les moustiques, eux, en ont pas moins de 47, soit plus que nous autres humains ! Ce qui est assez étonnant dans une aussi petite bouche. En réalité, il ne s'agit pas vraiment de dents à proprement parler, mais plutôt de poignards hyperacérés, répartis le long d'une sorte de trompe, qu'ils utilisent pour percer la peau humaine.

Les requins, eux, peuvent avoir jusqu'à 30 000 dents au cours de leur vie. En tout cas, pour certaines espèces, comme les requins requiem. La réputation des stars des *Dents de la mer* n'est donc pas usurpée ! Comme pour les alligators, leurs dents sont remplacées au fur et à mesure. Ils en possèdent ainsi plusieurs rangées dans leur gueule, qui avancent en fonction des besoins pour venir remplacer les dents perdues.

Mais le vainqueur toutes catégories confondues est… la limace de mer (qui appartient à la famille des escargots), avec jusqu'à 750 000 dents pour certaines espèces, comme les *Umbraculum umbraculum*. Ces dents sont composées de chitine, un matériau que l'on retrouve dans les exosquelettes d'insectes. Elles leur servent à râper leurs aliments, d'où leur nom de *radula*, « petit grattoir ».

INSOLITE !

Des dents… pliables. Une équipe de chercheurs belges* (non, ce n'est pas une blague) a découvert que le poisson-chat était équipé de dents pliables. Pour s'alimenter, ce poisson doit en effet gratter la nourriture sur les rochers avec sa dentition, ce qui fait de la casse ! Leur mâchoire aurait donc évolué pour s'adapter à cette contrainte. Résultat : des dents plus souples, possédant chacune une section pliable contenant moins de minéraux, mais

* T. Geerinckx *et al.*, « Soft Dentin Results in Unique Flexible Teeth in Scraping Catfishes », *Physiological and Biochemical Zoology: Ecological and Evolutionary Approaches*, Vol. 85, No. 5 (September/October 2012), pp. 481-490.

plus de collagène. Selon Tom Geerinckx, spécialiste de la morphologie évolutive à l'université de Gand, d'autres poissons pourraient également avoir cette caractéristique...

Un poisson aux dents humaines. Bien connue des scientifiques, cette espèce de poisson est un sparidé, de l'espèce *Archosargus probatocephalus*, plus communément appelé « rondeau mouton ». Je vous invite à chercher une photo de lui sur Internet (en tapant, par exemple, « poisson dents humaines ») : vous serez véritablement impressionné par son incroyable dentition et ses dents parfaitement alignées. Elles lui permettent, selon les chercheurs, de briser les coques de coquillages, huîtres et autres moules. Ce que je ne vous recommande pas de faire, bien sûr !

La lanterne d'Aristote. C'est le nom que l'on donne à l'appareil masticatoire des oursins composé de cinq dents dures disposées en cercle. Il porte le nom du philosophe grec Aristote, qui a été le premier à décrire cette structure dans son livre *Historia animalium*. Il l'a comparée à une « lanterne en corne », une sorte de lampe composée d'une bougie, entourée de cinq assiettes en corne, empêchant le vent de l'éteindre.

CHAPITRE 4

À peine né et déjà toutes ses (futures) dents !

Saviez-vous que les dents du nourrisson commencent à se développer quand il est encore dans le ventre de sa mère ? Qu'en venant au monde, un nouveau-né possède déjà tous les germes de ses futures dents, ceux de ses dents de lait, mais aussi ceux des définitives ? Ou encore que certains bébés naissent même avec déjà une ou plusieurs dents ?

La formation des dents est un processus très complexe. Les premiers bourgeons des dents de lait commencent en effet à se développer très tôt pendant la grossesse : entre six et huit semaines après la fécondation, lorsque les cellules de la cavité buccale commencent à se différencier. Les germes des dents définitives, eux, amorcent leur développement vers la vingtième semaine de vie *in utero*.

Chaque bourgeon passe ensuite par des stades successifs, et les différentes parties de la dent vont se développer selon un ordre bien précis : cupule (formation de la dentine et de la pulpe), cloche (la dent prend sa forme définitive en fonction de son emplacement) et enfin couronne (avec le développement des tissus minéralisés comme l'émail). Les derniers à prendre le train de la construction dentaire, ce sont les bourgeons des molaires permanentes, qui se développent seulement à partir de la naissance pour les premières molaires permanentes, et vers deux ans et demi pour les secondes molaires permanentes.

Pourquoi parle-t-on de « dents de lait » ?

À cette question, vous trouverez des réponses différentes et parfois assez farfelues. Certains avancent que le mot « lait » fait référence au fait que les premières dents sont plus blanches que les dents définitives. Ce phénomène est lié à leur structure différente. D'autres avancent, et c'est une hypothèse plus probable, que les dents sont dites « de lait » ou « lactéales », car elles sont présentes pendant la période d'allaitement maternel. À vous de décider quelle explication vous semble la plus plausible.

Un calendrier précis

L'apparition des dents (de lait) proprement dite, que l'on appelle « poussée dentaire », se produit chez le bébé aux alentours des six mois après la naissance. À ce moment-là, les couronnes commencent à percer la gencive, et les dents deviennent visibles. Ce phénomène survient parfois plus tôt chez certains enfants, qui ont déjà une ou plusieurs dents dès la naissance ! C'est très rare et, en réalité, le plus souvent, il ne s'agit pas d'une vraie dent, mais d'un cartilage, qui peut s'enlever facilement... Pour la petite histoire, on raconte que Louis XIV est venu au monde avec deux dents, tout comme son père (Louis XIII) et son grand-père (Henri IV). Un calvaire pour leurs nourrices successives, dont ils « croquaient les mamelons comme des pralines », écrit l'historien André Castelot dans *Madame Royale*.

Dans la majorité des cas, les 20 dents de lait percent l'une après l'autre dans un ordre en général bien précis, jusqu'à environ 3 ans (mais il y a toujours des exceptions !). Cette poussée peut être très rapide chez certains enfants, et plus lente chez d'autres. Pas d'inquiétude à ce propos : chacun a son propre rythme de développement.

La poussée dentaire est une phase souvent redoutée par les jeunes parents, et qui fait également l'objet de nombreuses idées reçues. L'une des plus tenaces est que la fièvre est l'un des symptômes de la poussée dentaire, ce qui n'est pas le cas. Autre croyance difficile à déraciner : celle des bienfaits de colliers d'ambre. Cette tradition populaire est ancienne. Autrefois, les poussées dentaires étaient en effet considérées comme la cause de nombreux symptômes dont pouvaient souffrir les bébés : fièvre, diarrhée, convulsions… « À cette époque, les moyens limités de la médecine et une mortalité infantile élevée expliquaient le recours à des pratiques religieuses ou ésotériques, notamment le port de colliers de dentition », expliquaient des médecins dans une étude* publiée il y a quelques années. Depuis, la médecine a fait beaucoup de progrès… Mais malheureusement, certaines traditions perdurent. Je dis « malheureusement », car ces colliers sont non seulement inefficaces, mais aussi dangereux. On recense chaque année des décès d'enfants étranglés par ces accessoires ! Pour soulager les bébés, mieux vaut se tourner vers d'autres méthodes plus efficaces, comme l'utilisation de hochets mous à mâcher, l'application de froid (mais attention, pas d'anneaux de dentition congelés, beaucoup trop durs pour leurs gencives !) ou encore les massages légers des gencives (avec les doigts propres de papa ou de maman).

Alors que les dents de lait sortent les unes après les autres, les 32 dents définitives, elles, patientent dans les mâchoires et continuent de se développer. Vers 6 ans, les premières commencent à tomber, car leurs racines sont peu à peu grignotées par les dents d'adulte, qui poussent derrière, prêtes à prendre le relais. En termes techniques, on appelle cela la rhizalyse (de *rhizo*, « racine », et *lyse*, « dissolution », « destruction »). Il est important de respecter ce temps, car lorsqu'une dent de lait est perdue trop tôt, la dent permanente qui la remplace sort, elle aussi, trop tôt (logique !), ce qui l'amène à trouver une mauvaise position qui viendra ensuite perturber l'éruption des autres dents définitives. Résultat : un mauvais alignement des dents. C'est pourquoi une bonne hygiène

* A. Taillefer *et al.*, « Port de colliers de dentition chez le nourrisson », *Archives de pédiatrie*, 2012.

bucco-dentaire dès le premier âge est importante car elle aide à protéger les dents pour les décennies à venir *(voir aussi p. 75)*.

Pourquoi faut-il absolument arrêter la tétine ou le pouce avant 3 ans ?

Pouce ou tétine ? Tout d'abord, sachez que, dans les deux cas, il y aura des répercussions sur le développement bucco-dentaire de l'enfant avec des malpositions dentaires, notamment ce que l'on appelle une béance dentaire, c'est-à-dire un espacement entre les incisives du haut et du bas. La mâchoire du haut peut aussi se retrouver trop avancée par rapport à celle du bas, ou au contraire trop en recul. En appuyant sur le palais, la tétine ou le pouce peuvent également provoquer sa déformation, en lui donnant une forme en V. La tétine ou le pouce peuvent aussi provoquer des défauts de croissance des maxillaires. Il y aura aussi des répercussions sur la respiration, la déglutition et la phonation. Heureusement, ces différentes déformations ne sont pas forcément irréversibles.

Malgré tout, je suis, pour ma part, dans le camp « tétine » : plus souple, elle créera potentiellement moins de dégâts dans la bouche de l'enfant que son pouce qui, lui, est beaucoup plus rigide. Privilégiez idéalement une sucette ayant une forme anatomique adaptée (physiologique), car elle est moins néfaste que l'usage du pouce. Malheureusement, il n'est pas toujours possible d'influer sur le choix de l'enfant. Dans tous les cas, ces habitudes doivent être arrêtées le plus tôt possible, avant 36 mois et l'apparition des dents définitives.

Et les dents de sagesse ?

Le développement des dents de sagesse se différencie des dents classiques, car elles ne commencent généralement à se former qu'à partir de l'âge de 10 ans, puis percent souvent entre 18 et 25 ans. Cependant, ce n'est pas le cas pour tout le monde : on parle alors d'agénésie (pas de germe de la dent, donc absence de sa formation), et ce n'est absolument pas grave, au contraire, comme vous allez rapidement le comprendre.

Pourquoi ce nom ? Comme ce sont les dernières à pousser, on suppose qu'elles arrivent à un stade où vous êtes plus mature, d'où leur nom de dents « de sagesse »... Manque de maturité ou pas, je l'ignore, mais ce qui est sûr, c'est que nous n'avons pas vraiment besoin de ces troisièmes molaires. Selon les anthropologues, ces dents seraient l'héritage de nos lointains ancêtres, les hommes préhistoriques, qui avaient de grandes mâchoires et besoin de dents bien robustes pour déchiqueter la viande crue, broyer les racines et exploser les coques de noix... Mais avec la découverte de la cuisson et de l'agriculture, ces dents ont été de moins en moins sollicitées. Résultat : notre mâchoire a rapetissé et les premières victimes ont été ces grosses dents du fond. Aujourd'hui, elles nous sont complètement inutiles.

Alors, les retirer ou pas ? Sur le papier, si elles ne vous gênent pas et qu'elles poussent bien droites, il n'y a aucun problème à les conserver. En revanche, si elles n'ont pas la place de pousser, elles peuvent provoquer des problèmes d'infection, être douloureuses, voire entraîner, lors de la poussée, un désalignement de toutes vos autres dents (même si c'est rarement la cause principale)… Ce serait dommage ! De plus, même si elles poussent bien, elles restent très difficiles à nettoyer, d'où une fréquence élevée des caries. Pour toutes ces raisons, on préconise généralement de les retirer. Aujourd'hui, c'est une intervention assez commune, qui se déroule majoritairement sous anesthésie locale. Dans la plupart des cas, vous ressentirez tout au plus une petite gêne pendant un jour ou deux si vous respectez bien les recommandations postopératoires de votre docteur.

Les calendriers de la pousse des dents

Ces calendriers vous sont bien sûr donnés à titre indicatif, car chaque être humain est différent.

DENTITION PRIMAIRE

	Nom/Groupe	Éruption	Chute
Haut	Incisive centrale	8-12 mois	6-7 ans
Haut	Incisive latérale	9-13 mois	7-8 ans
Haut	Canine	16-22 mois	10-12 ans
Haut	Première molaire	13-19 mois	9-11 ans
Haut	Deuxième molaire	25-33 mois	10-12 ans
Bas	Deuxième molaire	23-31 mois	10-12 ans
Bas	Première molaire	14-18 mois	9-11 ans
Bas	Canine	17-23 mois	9-12 ans
Bas	Incisive latérale	10-16 mois	7-8 ans
Bas	Incisive centrale	6-10 mois	6-7 ans

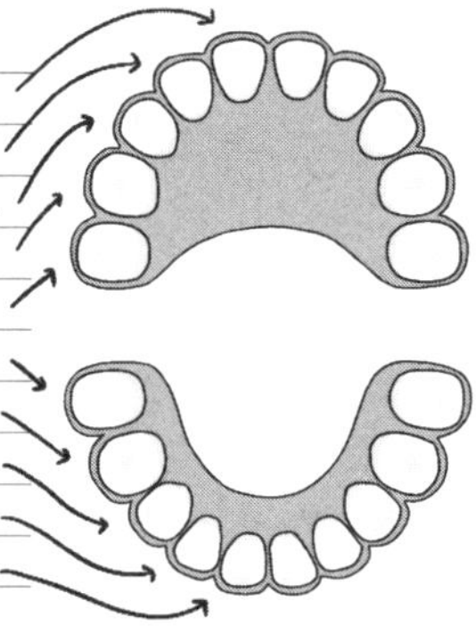

DENTITION PERMANENTE

	Nom/Groupe	Éruption
Haut	Incisive centrale	7-8 ans
Haut	Incisive latérale	8-9 ans
Haut	Canine	11-13 ans
Haut	Première prémolaire	10-12 ans
Haut	Deuxième prémolaire	11-13 ans
Haut	Première molaire	6-7 ans
Haut	Deuxième molaire	12-14 ans
Haut	Troisième molaire	17-25 ans
Bas	Troisième molaire	17-25 ans
Bas	Deuxième molaire	12-14 ans
Bas	Première molaire	6-7 ans
Bas	Deuxième prémolaire	11-13 ans
Bas	Première prémolaire	10-12 ans
Bas	Canine	9-11 ans
Bas	Incisive latérale	7-8 ans
Bas	Incisive centrale	6-7 ans

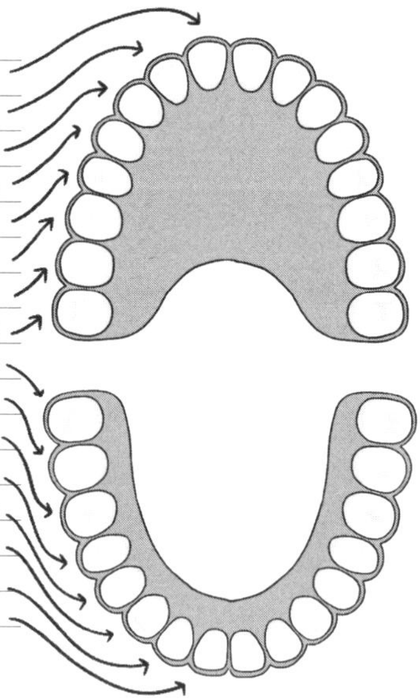

CHAPITRE 5

À chacune son rôle !

Si l'être humain possède quatre types de dents différentes (les incisives, les canines, les prémolaires et les molaires, auxquelles on ajoute les dents de sagesse), ce n'est pas un hasard ! Chaque famille de dents remplit une fonction spécifique.

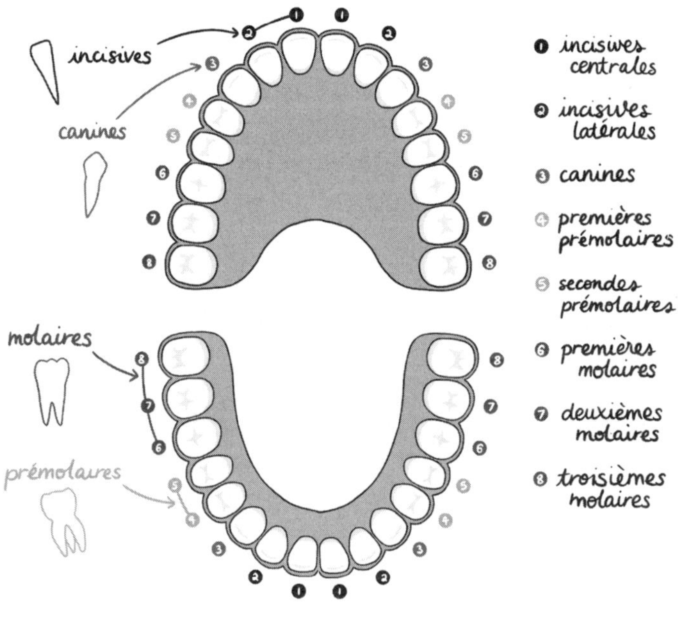

Les incisives, les dents du sourire

Le rôle principal des incisives est de couper les aliments, d'où leur nom dérivé de *incidere*, « inciser ». Ce sont les dents les plus visibles, car en première ligne quand on sourit, mais aussi les plus sujettes aux traumatismes physiques liés aux chocs et aux accidents (comme je vous l'expliquais dans l'introduction de ce livre, j'en ai moi-même fait la douloureuse expérience à l'âge de 14 ans, en me cassant les deux incisives du haut). Elles ont la particularité de n'avoir qu'une seule longue racine.

Dents du bonheur… ou dents de la paix ?

L'expression « dents du bonheur », qui désigne un écartement plus ou moins grand entre les deux incisives supérieures centrales (aussi appelé « diastème », de *diastema,* « intervalle »), date de l'époque napoléonienne. À l'époque, les soldats devaient être capables de déchirer avec leurs dents l'emballage en papier contenant la recharge de poudre pour leur arme (leurs mains étant déjà prises par leur lourd fusil). Résultat : ceux qui n'avaient pas suffisamment de dents, ou dont les dents de devant étaient trop écartées, étaient réformés. Ils avaient donc le « bonheur » de rester chez eux.

Sur le plan médical, le diastème est généralement lié à une anomalie de la structure bucco-dentaire (dents trop étroites, absence de certaines dents, frein labial trop court, problèmes lors de la formation des dents, etc.). En pratique, il peut causer quelques désagréments, comme des difficultés de prononciation, des bourrages alimentaires, un complexe physique... Dans ce cas, plusieurs solutions peuvent être envisagées : pose de facettes ou de résine composite, traitement orthodontique, coupe du frein labial...

Les canines, les dents de la peur

La canine est une dent particulière, tant par sa forme que par sa symbolique. C'est la seule dent présente en quatre exemplaires seulement, et aussi la seule à être pointue, avec deux bords coupants (certaines personnes ont d'ailleurs des canines plus ou moins pointues que d'autres, ou plus arrondies).

Le terme de canine vient, comme on s'en doute, du mot « chien » (*canus*). On l'utilise d'ailleurs aussi pour nommer les dents pointues des animaux. Les canines ont la particularité d'être très solides et d'avoir une racine très longue (jusqu'à 3 cm). Autrefois, on les surnommait les « dents de l'œil » en raison de la localisation proche de la région occulaire des racines des canines supérieures. Il arrive parfois qu'une infection dentaire située à cet endroit se propage aux yeux. À titre d'information, le record de la dent la plus longue jamais retirée par un dentiste chez un patient est de 3,7 cm de long. Pour ma part, je n'en suis pas loin, avec cette canine 43 qui faisait un bon 3 cm.

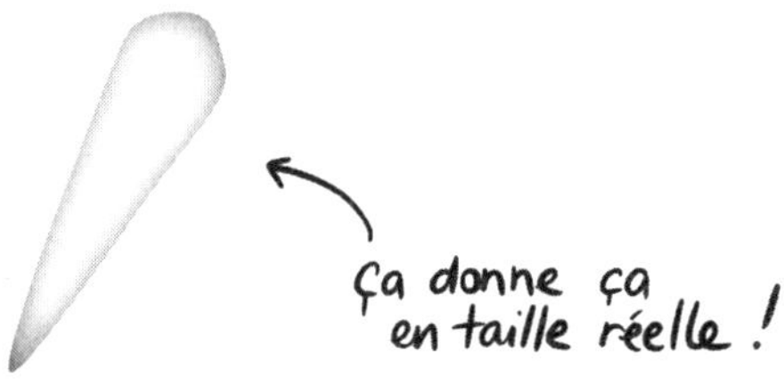

La canine évoque aussi le mystère et la peur… Peut-être parce qu'elle a la particularité d'être présente uniquement chez les espèces carnivores, et pas chez les herbivores (elle ne sert pas à mastiquer, mais à déchiqueter…). Dans l'imagerie populaire, les canines évoquent ainsi les dents des vampires et celles des chauves-souris carnivores. Comme le souligne un article*, le terme de canine évoque aussi l'idée de ténacité, d'acharnement : on peut ainsi dire « un appétit canin » ou « une faim canine ». « Elles se découvrent surtout lors du rictus et de l'effort et peuvent tout aussi bien montrer la colère ou la menace, la haine ou l'agressivité et ainsi découvrir les instincts destructeurs**. » « "Montrer ses dents" est une expression qui y puise son sens. Cet aspect a été longtemps très sérieusement considéré puisque les criminologistes du XIXe siècle affirmaient que des canines hypertrophiées prédestinaient leur détenteur à des actes criminels***. »

---

* J. Nobelen, F. Jordana, J. Colat-Parros, « Les crocs du vampire : mythes et réalités », *Actualités Odonto-Stomatologiques (AOS)*, 2012.

** D. Remaud, *La dent symbole*, thèse de doctorat, odontologie, université de Nantes, 1989.

*** F. Loux, *L'ogre et la dent. Pratiques et savoirs populaires relatifs aux dents*, Berger-Levrault, 1981.

Les prémolaires et les molaires, conçues pour écraser

Les dents du fond sont les plus volumineuses : elles servent à broyer les aliments avant déglutition. D'où leur nom de molaire, dérivé du latin *molaris*, « meule », « grosse pierre ». C'est à mon sens les dents les plus importantes, pour plein de raisons. Essentielles à la mastication, elles ont aussi un rôle majeur dans l'équilibre de la mâchoire. Malheureusement, ce sont aussi, très souvent, les plus délaissées : comme elles sont difficiles à atteindre, on les brosse mal, d'où des caries plus fréquentes. Leur extraction est courante, et bien souvent, on néglige de les remplacer, ce qui peut perturber l'occlusion dentaire (c'est-à-dire le bon emboîtement des dents de la mâchoire inférieure avec celles de la mâchoire supérieure), et provoquer de nombreux troubles : douleurs cervicales et des épaules, migraines, troubles du sommeil, apnées du sommeil *(voir aussi p. 149)*.

Les molaires et les prémolaires ont la particularité d'être bicuspides (munies de deux pointes, prémolaires) ou tricuspides (molaires) et d'avoir des sillons naturels appelés « puits » et « fissures ». Attention, car les aliments ont tendance à y rester collés : on n'oublie donc pas de bien brosser ses dents du fond !

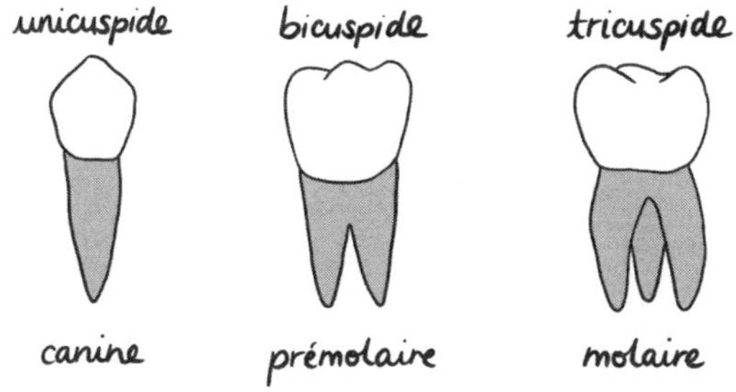

Nos dents ne nous servent pas uniquement à mastiquer

Sans dents, nous ne pourrions avaler que des soupes et des purées. Mais nous ne pourrions pas non plus parler correctement. Pour prononcer certains sons, nous avons en effet besoin de nos dents. C'est le cas du son « d » ou du son « t » (essayez de les prononcer sans toucher vos dents avec votre langue… impossible !). On parle d'ailleurs de consonnes dentales. Pour bien les prononcer, nous plaçons notre langue contre les incisives du haut ou du bas. Si ces dents sont absentes ou qu'elles sont mal alignées, l'élocution devient plus difficile.

Les dents influencent également l'apparence de notre visage. Les canines et les incisives, par exemple, permettent de retenir nos lèvres. La dentition dans son ensemble permet également de maintenir le tonus du visage : en mastiquant, nous mobilisons ses différents muscles. Quand la bouche est édentée, ils ont tendance à perdre de leur tonus et à s'affaisser.

CHAPITRE 6

Mastiquez, votre cerveau vous dira merci !

Contrairement aux idées reçues, la mastication n'est pas seulement essentielle dans le processus de digestion. Elle joue aussi un rôle central dans… le bon fonctionnement de notre cerveau. Explications.

Mastiquer du chewing-gum rendrait-il plus intelligent ? C'est la question que s'est posée une équipe de chercheurs américains de la St Lawrence University de New York dans une étude très sérieuse*. Cette équipe, dirigée par un professeur de psychologie, a ainsi mené l'expérience auprès de 224 étudiants volontaires, répartis en trois groupes. Tous ont dû effectuer une série d'exercices écrits. Les membres du premier groupe ont mâché du chewing-gum avant le test, ceux du deuxième

* S. V. Onyper, T. L. Carr, J. S. Farrar, B. R. Floyd, « Cognitive advantages of chewing gum. Now you see them, now you don't », *Appetite*, 2011.

pendant l'exercice, et les troisièmes n'en ont pas eu du tout. Les chercheurs ont montré que ceux qui ont obtenu les meilleurs résultats sont ceux qui ont mastiqué pendant cinq minutes avant le début de l'exercice. Cette différence s'est fait surtout ressentir pour les tâches de mémorisation, et les effets bénéfiques n'ont duré qu'une vingtaine de minutes. Mais c'est déjà ça de pris ! Selon le chercheur principal de l'étude, ces bénéfices s'expliquent par le fait que la mastication produirait un afflux de sang vers le cerveau, améliorant ainsi ses capacités. Rappelons en effet que n'importe quelle activité physique (y compris celles de faible intensité, comme la mastication) augmente la pression artérielle et l'afflux sanguin. En revanche, pas de bénéfice à mâcher en réfléchissant. Entre mâcher et penser, il faut donc choisir !

Dans un grand article de synthèse*, Arlette Kolta, professeure au Département de stomatologie et au Département de neurosciences de l'université de Montréal, explique que la mastication assure plusieurs fonctions essentielles. Ainsi, comme tous les mouvements rythmiques, elle apporterait une amélioration de la vigilance et de l'attention en augmentant l'activité de certains neurotransmetteurs qui jouent un rôle dans l'éveil. Par ailleurs, le mouvement masticatoire imprimerait au cerveau un rythme spécifique (thêta) favorisant l'apprentissage et la mémoire. De plus, la mastication augmente l'activité vasculaire du cerveau, et donc l'oxygénation des cellules.

Il faut aussi savoir que, statistiquement, la perte de la dentition, la diminution de la mastication, ainsi que le manque de

* D. Falardeau, S. Dubois, A. Kolta, « The coordination of chewing », *Curr Opin Neurobiol*, 2023.

soins dentaires sont associés à un grand nombre de maladies, notamment la maladie d'Alzheimer. Différentes explications sont ainsi avancées : l'absence de mastication réduirait la stimulation sensorielle qui, on le sait, est un des facteurs importants de la stimulation de la mémoire. Ensuite, on est conscient également aujourd'hui, grâce à l'imagerie médicale, que la mastication est corrélée à la stimulation de certaines zones du cerveau (celles liées à l'exécution du mouvement et de l'attention), de même qu'à la stimulation de l'hippocampe, zone de la mémoire à long terme. Bien mastiquer est donc essentiel pour la bonne santé de son cerveau. Et pour bien le faire, il faut préserver ses dents. CQFD. Vous verrez également *p. 164* que les bactéries causant l'inflammation de vos gencives peuvent aussi conduire à la maladie d'Alzheimer.

Le problème, c'est qu'aujourd'hui, nous mastiquons de moins en moins ! Pourquoi ? Parce que nous passons de moins en moins de temps à table, et aussi parce que, bien souvent, nous mettons au menu des aliments raffinés et mous.

Le manque ou l'absence de mastication ont aussi un effet délétère sur la santé bucco-dentaire, car la production de salive s'en trouve réduite. Or, comme je vous l'expliquerai plus tard *(voir p. 129)*, la salive joue un rôle clé dans l'élimination de la plaque dentaire et la protection de l'émail et de nos gencives.

Un bon coefficient de mastication, une condition pour devenir… gendarme !

Parmi les critères pour devenir gendarme (et, plus généralement, militaire), le Code du travail précise que les candidats au concours ne doivent pas présenter de coefficient de mastication inférieur à 30 %. Ce chiffre est également utilisé, par exemple, avant une chirurgie bariatrique, avec un minimum requis de 60 %. Ce coefficient est calculé en attribuant un certain pourcentage à chaque dent (entre 1 et 5 %, selon leur placement).

A																		=
	2	5	5	3	3	4	1	2	%	2	1	4	3	3	5	5	2	=50
	18	17	16	15	14	13	12	11		21	22	23	24	25	26	27	28	
	48	47	46	45	44	43	42	41		31	32	33	34	35	36	37	38	
	3	5	5	3	3	4	1	1	%	1	1	4	3	3	5	5	3	=50
B																		=

Ligne A + Ligne B = % de coefficient masticatoire

On applique ensuite plusieurs règles. Entre autres, une dent saine ayant un engrènement normal avec la dent antagoniste (elles s'emboîtent bien quand on ferme la bouche) permet d'obtenir une valeur maximale ; une dent absente entraîne une valeur nulle, ainsi que pour son antagoniste ; les prothèses ont la valeur des dents si elles assurent un engrènement normal, etc. Si toutes les dents sont présentes avec un engrènement normal, le coefficient masticatoire est de 100 %.

Êtes-vous misophone ?

Vous ne supportez pas d'entendre les bruits de mastication de votre voisin de table ? Rassurez-vous, vous n'êtes pas le/la seul(e). Cette réaction porte même un nom : la misophonie. En clair, certains sons vous insupportent. Pour certains, ce sont donc les sons des dents qui s'entrechoquent, tandis que, pour d'autres, c'est le bruit du papier que l'on froisse, ou d'un bébé qui pleure. Dans une étude* menée chez une vingtaine de personnes atteintes de ce trouble, des chercheurs ont constaté que cette réaction s'accompagnait d'une augmentation de la fréquence cardiaque et de la transpiration, ainsi que d'une augmentation de l'activité dans une certaine partie du cerveau.

* S. Kumar *et al.*, « The Brain Basis for Misophonia », *Curr Biol*, 2017.

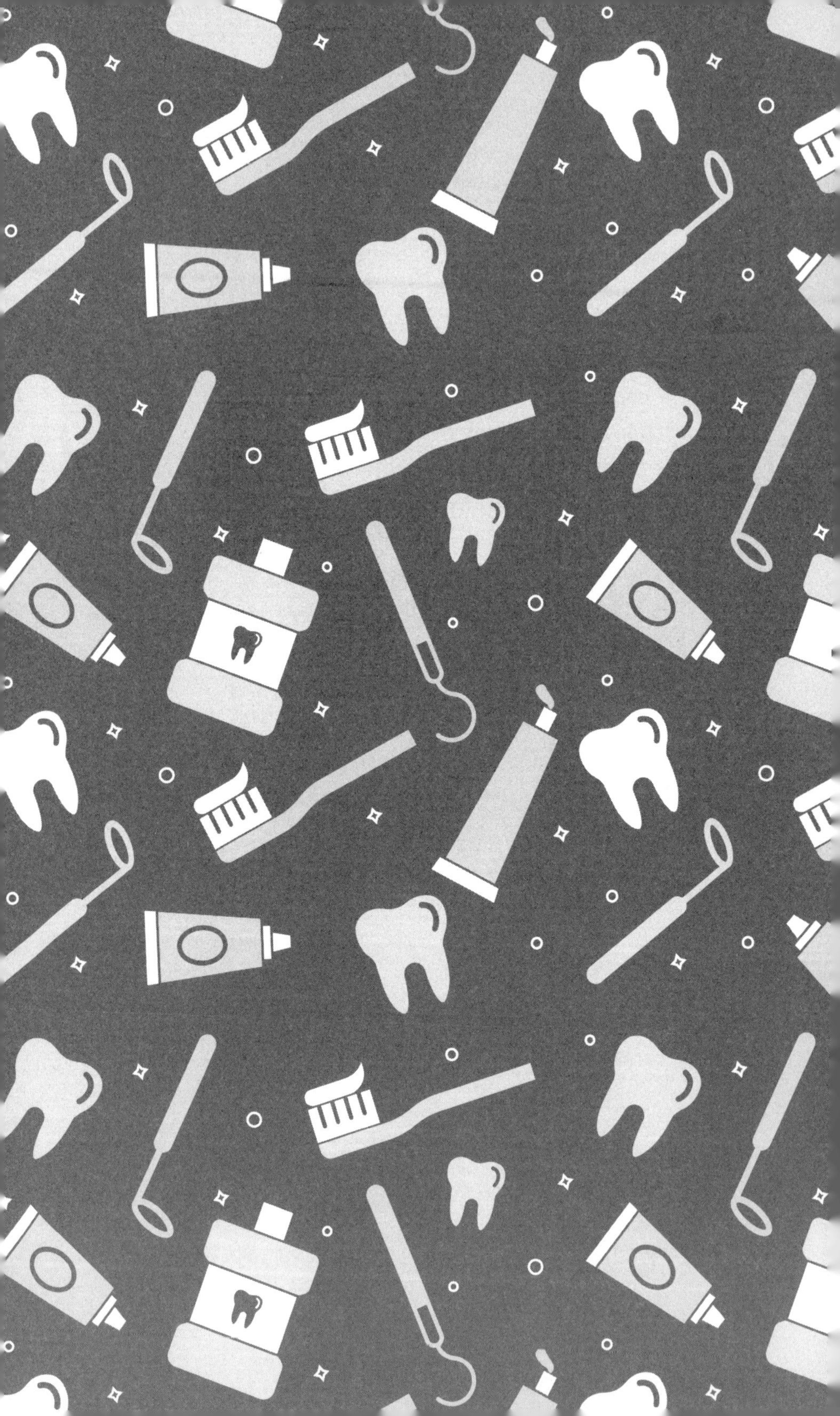

CHAPITRE 7

Pourquoi votre dentiste vous parle-t-il de la dent 42…

… alors que vous n'en avez que 32 ? La réponse est : pas de panique, votre dentiste n'est pas fou ! Afin que tous les professionnels de santé parlent le même langage, la FDI (Fédération dentaire internationale) a créé une classification universelle basée sur une numérotation spécifique. À chaque dent son numéro.

Cette classification est aujourd'hui le système le plus utilisé dans le monde. Elle est employée par votre dentiste, mais pas seulement. Vous pourrez aussi la retrouver sur tous les courriers échangés avec votre assurance maladie et votre mutuelle (devis, factures, etc.).

Selon cette classification, votre dentition est composée de quatre quadrants : deux en haut (1 = en haut sur votre droite,

2 = en haut sur votre gauche) et deux en bas (3 = en bas sur votre gauche, 4 = en bas sur votre droite). Sur chacun de ces quadrants, les dents sont numérotées de 1 à 8, du centre jusqu'au fond (1 pour l'incisive centrale, 2 pour l'incisive latérale, et ainsi de suite). Au final, le numéro de la dent (par exemple, 42) associe le quadrant et le placement de la dent, ce qui correspond au final à l'incisive latérale en bas à droite. C'est quand même plus simple de dire « dent 42 ».

Et pourquoi il ne vaut mieux pas consulter un dentiste américain...

Pour la petite histoire, les États-Unis ont leur propre système de numérotation de 1 à 32. La dent 1 correspond à la dent de sagesse supérieure droite, la 2 à la seconde molaire supérieure droite, la 3 à la première molaire supérieure droite, et ainsi de suite jusqu'à la dent de sagesse supérieure gauche ; puis on poursuit de la même façon en bas, de gauche à droite.

Je vous rassure : sur les documents que les dentistes s'échangent, la classification utilisée est toujours précisée. Il ne manquerait plus que votre dentiste français vous arrache la 21 (numérotation universelle) alors que la demande de votre dentiste américain était de vous arracher la 34 (numérotation américaine). Ou inversement. Vous me suivez ? (Mais je vous rassure, cela n'arrive jamais !)

NUMÉROTATION UNIVERSELLE

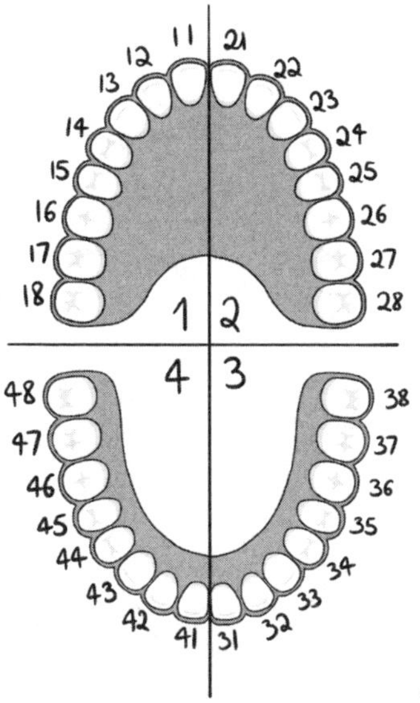

Il y a de quoi s'embrouiller les fraises, non ?

NUMÉROTATION AMÉRICAINE

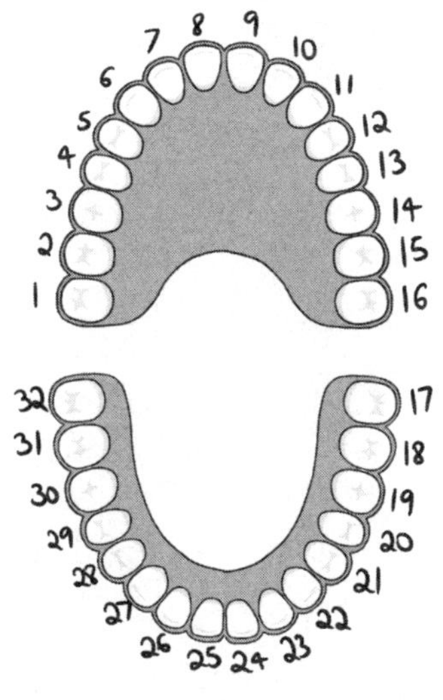

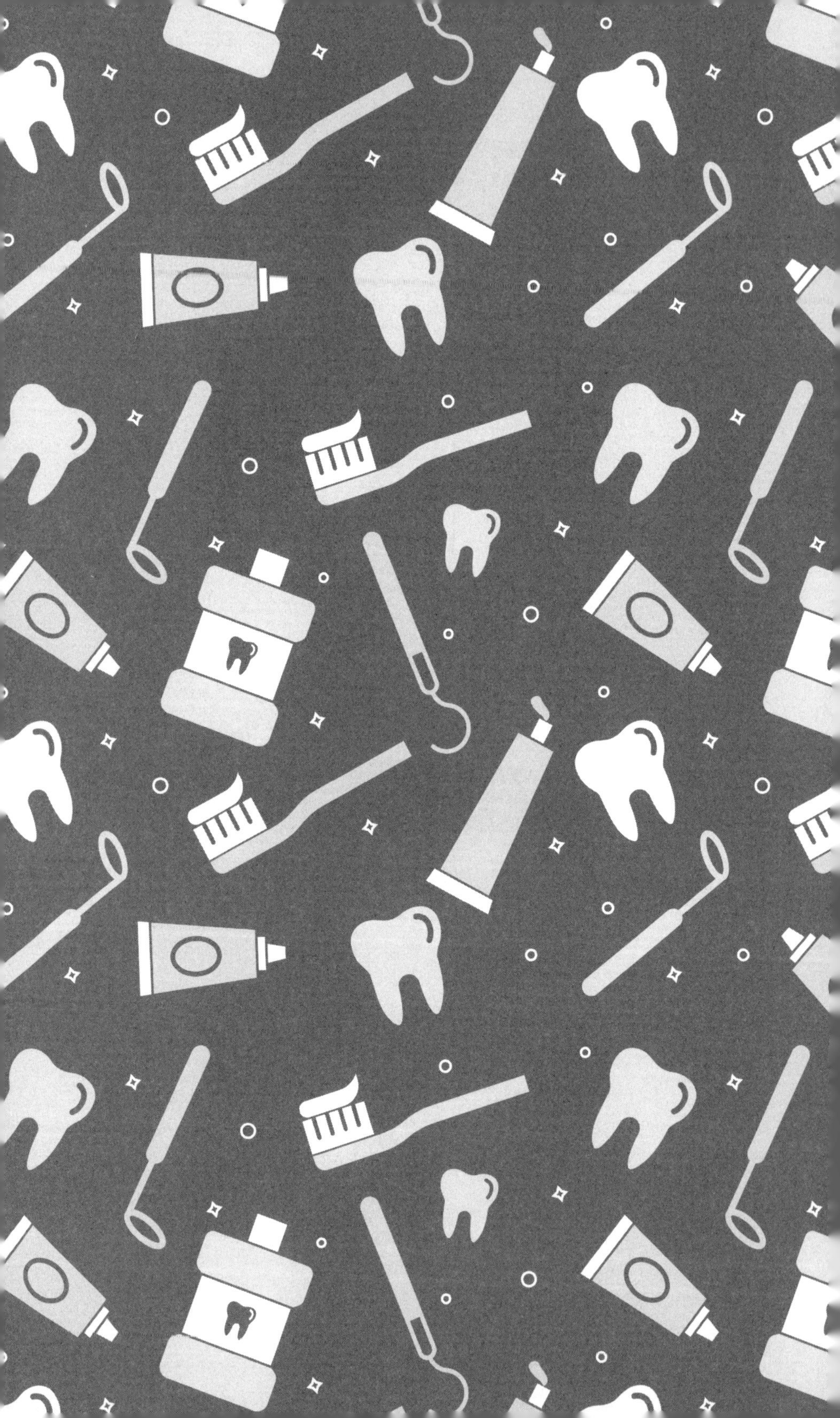

CHAPITRE 8

Les dents de lait : petite durée de vie, grandes répercussions

Contrairement aux idées reçues, les dents de lait sont de vraies dents. Elles sont même très importantes pour votre avenir (dentaire, tout au moins). Elles forment ce que j'appelle le « capital dentaire » : si vous l'entamez déjà dans l'enfance, vous aurez à coup sûr des problèmes de dents plus tard. Je le constate chaque jour dans mon cabinet. Alors, petite piqûre de rappel (aïe !) sur l'importance de prendre soin des quenottes de vos enfants ! Promis, c'est pour leur bien, et pour le vôtre aussi.

Ce n'est pas parce que les dents de lait sont temporaires qu'il ne faut pas en prendre soin. On les garde en moyenne entre 6 et 13 ans selon les dents, ça vaut le coup de s'y intéresser.

D'abord, parce qu'elles sont essentielles « pour guider les dents définitives, afin qu'elles poussent dans la bonne position ». Et ce n'est pas moi qui le dis, mais l'assurance maladie*, qui souligne aussi que « les enfants qui ont des caries dentaires très jeunes ont plus de risques d'en avoir d'autres sur les dents définitives pendant leur enfance, et même à l'âge adulte ». Selon l'UFSBD (Union française pour la santé bucco-dentaire), ce risque est multiplié par trois !

Rappelons aussi que les dents, qu'elles soient de lait ou non, sont importantes pour bien articuler (c'est important, surtout au moment où l'enfant acquiert le langage) et pour bien mastiquer. Et donc, pour bien se nourrir et bien grandir. Je souligne également que la couche d'émail recouvrant les dents de lait est plus fine que celle des dents définitives, ce qui rend les dents de lait d'autant plus fragiles.

« Bébés coca », « carie du biberon »...

Je vois trop souvent débarquer dans mon cabinet de jeunes enfants avec une multitude de caries ! Imaginez un peu les heures qu'ils devront passer dans mon cabinet pour les soigner (et le temps passé par leurs parents à leurs côtés !), mais aussi le traumatisme pour ces enfants... Car vous pouvez avoir le meilleur dentiste du monde, le plus attentionné de l'univers, les soins dentaires sont souvent traumatisants pour les plus petits, ils ne peuvent pas être parfaits. Plus grands, ils

* « L'importance des dents de lait et les risques liés aux caries chez le tout-petit », ameli.fr, 31 mai 2021.

seront nombreux à en avoir un mauvais souvenir, alors que le dentiste, lui, a fait de son mieux.

Les parents sont souvent très mal informés sur le sujet. Un jour, par exemple, j'ai même reçu des parents qui pensaient que le coca était antiseptique (un « bain de bouche », selon leurs dires) et qui en donnaient à leur enfant chaque soir au coucher... Ils étaient convaincus d'agir de la bonne manière, sans réaliser qu'ils étaient en train d'endommager son capital dentaire.

Et le pire, c'est que ce phénomène n'est pas rare, on lui donne même un nom, celui de « bébés coca ». Ces enfants ont les dents totalement cariées, à tel point qu'elles en deviennent toutes noires. Je peux vous assurer que ce n'est pas beau à voir. On appelle aussi cela la « carie du biberon » : des enfants ont ainsi, à toute heure du jour et de la nuit, un biberon de lait, de jus de fruits ou de soda à disposition ! À la longue, ce sucre omniprésent dans leur bouche vient ronger leurs dents à peine poussées. La carie dentaire chez les nourrissons et les tout-petits touche le plus souvent les incisives supérieures, mais les autres dents peuvent également être affectées. Dans certains cas, l'atteinte est si grave que les dents ne peuvent pas être soignées et doivent être extraites !

FICHE PRATIQUE
Comment prendre soin des dents de vos enfants ?

Règle n° 1 : n'attendez pas que votre bébé ait des dents pour vous occuper de sa santé bucco-dentaire. Dès les premiers jours après la naissance, essuyez-lui les gencives et l'intérieur de la bouche une fois par jour, idéalement après la tétée ou le biberon, avec une compresse stérile humidifiée que vous jetterez après utilisation. Lorsque les dents de votre enfant commencent à apparaître (vers 6 mois), on passe à l'étape supérieure, en les brossant doucement avec une brosse à dents adaptée à la taille de l'enfant et de l'eau.

Règle n° 2 : habituez votre enfant à se brosser les dents dès l'apparition de ses premières quenottes, afin que cela devienne rapidement une routine quotidienne. Utilisez pour cela une petite brosse souple en silicone spéciale premières dents. Je conseille de brosser les dents de vos enfants jusqu'à leurs 5 ou 6 ans. Ils peuvent ensuite se brosser les dents de manière autonome, mais sous la supervision parentale, quitte à ce que les parents complètent le brossage. *Pour en savoir plus sur les brosses et les bons gestes, rendez-vous p. 237.*

Règle n° 3 : dès que votre enfant a deux dents qui se touchent, vous devez commencer à utiliser le fil dentaire tous les jours. Plus on prend une habitude tôt, plus c'est facile. Moi-même, j'ai eu du mal à la prendre, car personne ne m'avait informé de l'importance de prendre soin de l'espace entre ses dents !

Règle n° 4 : optez pour le bon dentifrice. Il doit obligatoirement contenir du fluor pour renforcer la structure minérale de l'émail. La quantité présente dans le dentifrice doit être adaptée à l'âge de l'enfant. Selon les dernières recommandations de l'UFSBD, pour les enfants de 6 mois à 6 ans, il faut opter pour un dentifrice contenant 1 000 ppm de fluor *(dosage à adapter selon l'âge, voir mes conseils p. 240)*. À partir de 6 ans, il faut choisir un dentifrice comprenant entre 1 000 et 1 450 ppm. *(Voir aussi mes conseils p. 240.)* Assurez-vous bien que votre enfant recrache le dentifrice.

Règle n° 5 : on limite (et même, on interdit !) toutes les boissons sucrées chez les enfants de moins de 6 ans. Et surtout le soir, au coucher, sans se laver les dents après : catastrophe assurée ! On ne laisse pas non plus son enfant s'endormir ou se promener toute la journée avec un biberon de lait ou de jus de fruits.

La première visite chez le dentiste...

L'UFSBD (Union française de la santé bucco-dentaire) recommande une première visite chez le dentiste (si possible pédiatrique/pédodontiste !) dans les six mois qui suivent l'apparition de la première dent, et au plus tard avant le premier anniversaire de l'enfant. N'attendez pas qu'il ait commencé l'école ou, pire, qu'il ait mal aux dents pour vous en préoccuper, et enseignez-lui au plus vite les bonnes règles d'hygiène bucco-dentaire pour conserver une bouche en bonne santé.

L'objectif de cette première visite est bien sûr d'examiner la bouche de votre enfant, de contrôler le développement de sa mâchoire et de ses dents, mais aussi et surtout de le mettre en confiance avec le praticien. Pour rendre la visite plus agréable, voici quelques petits conseils pratiques :

- Si vous le pouvez, prenez un rendez-vous plutôt le matin, quand votre enfant est plus coopératif et à l'écoute. Le soir, les enfants fatiguent plus vite et sont généralement moins patients.

- Gardez votre calme et votre sérénité, et efforcez-vous d'être positif. N'oubliez pas que les enfants sont comme des éponges et qu'ils absorbent vos émotions.

- Ne présentez jamais la visite chez le dentiste comme une punition ou une menace.

- Prévenez votre enfant que vous avez pris rendez-vous chez le dentiste, parlez-en avec lui, et répondez à ses questions le plus calmement possible.

Et ce rendez-vous, en pratique, à quoi va-t-il servir ?

- À vérifier si votre enfant a des caries ou d'autres problèmes, et à déterminer s'il présente un risque particulier d'en développer.

- À effectuer un nettoyage de ses dents et à lui donner des conseils pour son hygiène.

- À déterminer les traitements, si nécessaire, et à planifier la prochaine visite.

- À discuter de sa dentition, et éventuellement du suçage du pouce ou de l'utilisation de la tétine *(voir aussi p. 55).*

Zoom sur le dispositif MT DENTS

Grâce à ce dispositif, l'Assurance Maladie offre des rendez-vous – et les éventuels soins associés – tous les trois ans aux enfants dès 3 ans, et jusqu'à l'âge de 24 ans. Plus d'infos sur www.ameli.fr.

D'où vient la tradition de la petite souris ?

La tradition de laisser sa dent de lait sous son oreiller pour que la petite souris l'emporte et la remplace par une pièce de monnaie serait issue d'un conte français écrit par Marie-Catherine d'Aulnoy (1652-1705) au XVIIe siècle : *La Bonne Petite Souris.* L'histoire d'une fée qui se transforme en souris pour aider la reine du Pays de la Joie à combattre le méchant roi du Pays des Larmes. Pour accomplir cette mission, la fée-souris, cachée sous l'oreiller du roi, lui dévore durant la nuit les oreilles, le nez, la langue, les lèvres et les joues. L'histoire ne mentionne pas qu'elle lui prend ses dents (et encore moins ses dents de lait), mais ce conte est souvent citée en référence de ce rituel.

Par ailleurs, on supposait autrefois que, si un animal mangeait une dent de lait, la dent définitive qui poussait à la place prendrait les caractéristiques de l'animal en question. Voilà pourquoi offrir ses dents de lait à une souris était considéré comme une solution pour que les enfants aient des dents plus dures et plus pointues. On retrouve une tradition similaire dans les pays du Maghreb, où un enfant qui perd sa première dent de lait doit se tourner vers le soleil pour qu'on lui échange sa « dent d'âne » contre une « dent de gazelle ». En Égypte antique aussi, les enfants lançaient leurs dents vers le soleil (le dieu Râ), dans l'espoir d'en avoir de plus fortes. Au Moyen Âge, en Angleterre, on brûlait les dents de lait de peur que les sorcières s'en emparent et jettent des sorts aux enfants. D'où la tradition, aussi, dans certains pays, de les enfouir dans des nids de rats ou de serpents (animaux craints par les sorcières). Dans d'autres pays, cette mission de préserver les dents des enfants des sorts des méchantes sorcières est assurée par la fée des dents, notamment au Canada, en Italie ou encore en Allemagne.

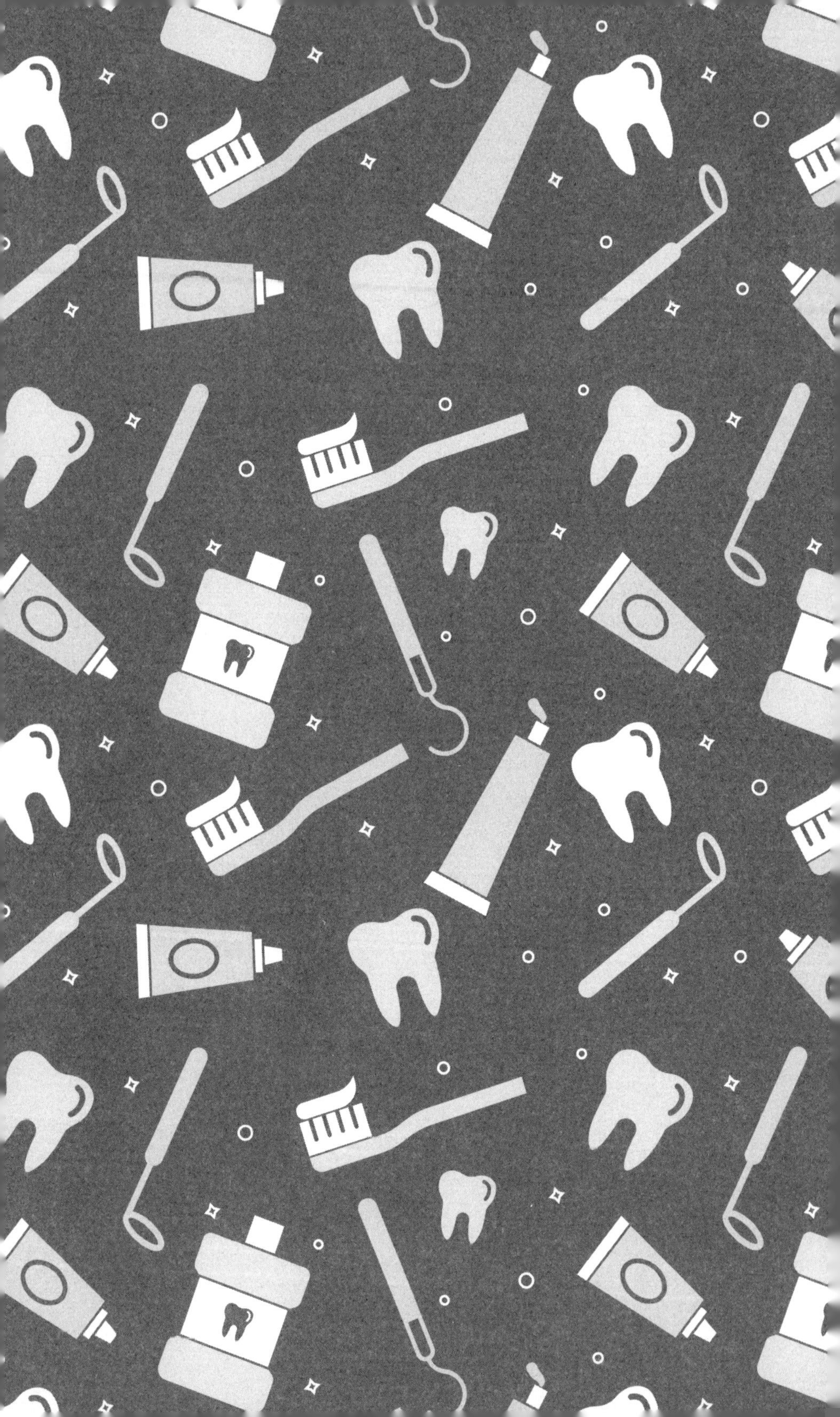

CHAPITRE 9

Les dents de lait abritent un vrai trésor

Et si les dents de lait valaient beaucoup plus que les quelques maigres euros laissés sous l'oreiller par la petite souris ? Leur pulpe dentaire contient en effet des cellules « dormantes » qui possèdent, on le sait aujourd'hui, des propriétés extraordinaires : les cellules souches.

Ces dernières sont des cellules indifférenciées capables de s'autorenouveler de manière illimitée, mais aussi de se différencier en d'autres types de cellules (par exemple, du cœur, du foie, de la peau, etc.). À ce stade, on dit qu'elles ne sont pas encore « différenciées » ou « spécialisées ». Ce sont en quelque sorte les cellules mères de notre corps. Certaines peuvent se transformer en presque n'importe quelle cellule humaine, tandis que d'autres sont limitées à un type spécifique, comme les cellules sanguines. Grâce à ces propriétés, elles peuvent servir à régénérer des tissus et des organes abîmés, voire à les remplacer. C'est ce que l'on appelle la thérapie cellulaire.

Néanmoins, les cellules souches sont présentes en petites quantités dans le corps humain. On les trouve principalement dans l'embryon de moins de cinq jours, dans la moelle osseuse, dans le cordon ombilical, ainsi que dans les dents, et plus précisément dans la pulpe dentaire. Parmi les différentes sources de cellules souches, celles de la pulpe dentaire présentent plusieurs avantages intéressants* : elles sont pluripotentes (elles peuvent créer plusieurs sortes de cellules différentes) et elles peuvent aussi être cryopréservées (c'est-à-dire conservées dans le froid) durant de longues périodes sans perdre leurs propriétés.

Réparer les dents, mais pas seulement !

À quoi peuvent donc bien servir ces cellules souches ? Dans le cadre d'un essai clinique**, des chercheurs chinois et américains ont utilisé chez des enfants des cellules souches extraites de la pulpe d'une de leur dent de lait pour réparer l'une de leurs dents permanentes cassées. Résultat : la dent s'est mieux réparée, avec une racine mieux développée, une dentine plus épaisse et une meilleure irrigation de la dent.

Ces cellules souches pourraient également être utilisées pour de nombreuses autres applications, notamment pour

---

* P.-Y. Collard Dutilleul *et al.*, « Les cellules souches de la pulpe dentaire : caractéristiques, cryopréservation et potentialités thérapeutiques », *L'Orthodontie Française*, 2012.

** K. Xuan *et al.*, « Deciduous autologous tooth stem cells regenerate dental pulp after implantation into injured teeth », *Science Translational Medicine*, 2018.

traiter des maladies dégénératives et immunodéficientes. D'où l'émergence de banques de conservation de cellules souches. Si la pratique est actuellement interdite en France, il existe des organismes de collecte dans d'autres pays européens, qui se chargent de les conserver dans des conditions de température idéales.

Des dents qui poussent ailleurs que dans la bouche ?

Si je vous dis dents, vous pensez bouche. Mais parfois, les dents peuvent pousser dans d'autres endroits inattendus du corps humain : nez, ovaires, cerveau… À l'origine de ce phénomène, une tumeur, appelée tératome (littéralement : tumeur monstrueuse), capable de produire des dents, mais aussi des os ou des poils. Je vous rassure tout de suite : c'est un cas rare ! Cela s'explique par le fait que les tératomes possèdent une cellule germinale pluripotente, c'est-à-dire une cellule qui a la particularité de pouvoir générer tous les types de tissus. Cette découverte, réalisée par un embryologiste du nom de Barry Pierce dans les années 1960, a permis, vingt ans plus tard, de mettre en lumière les cellules souches.

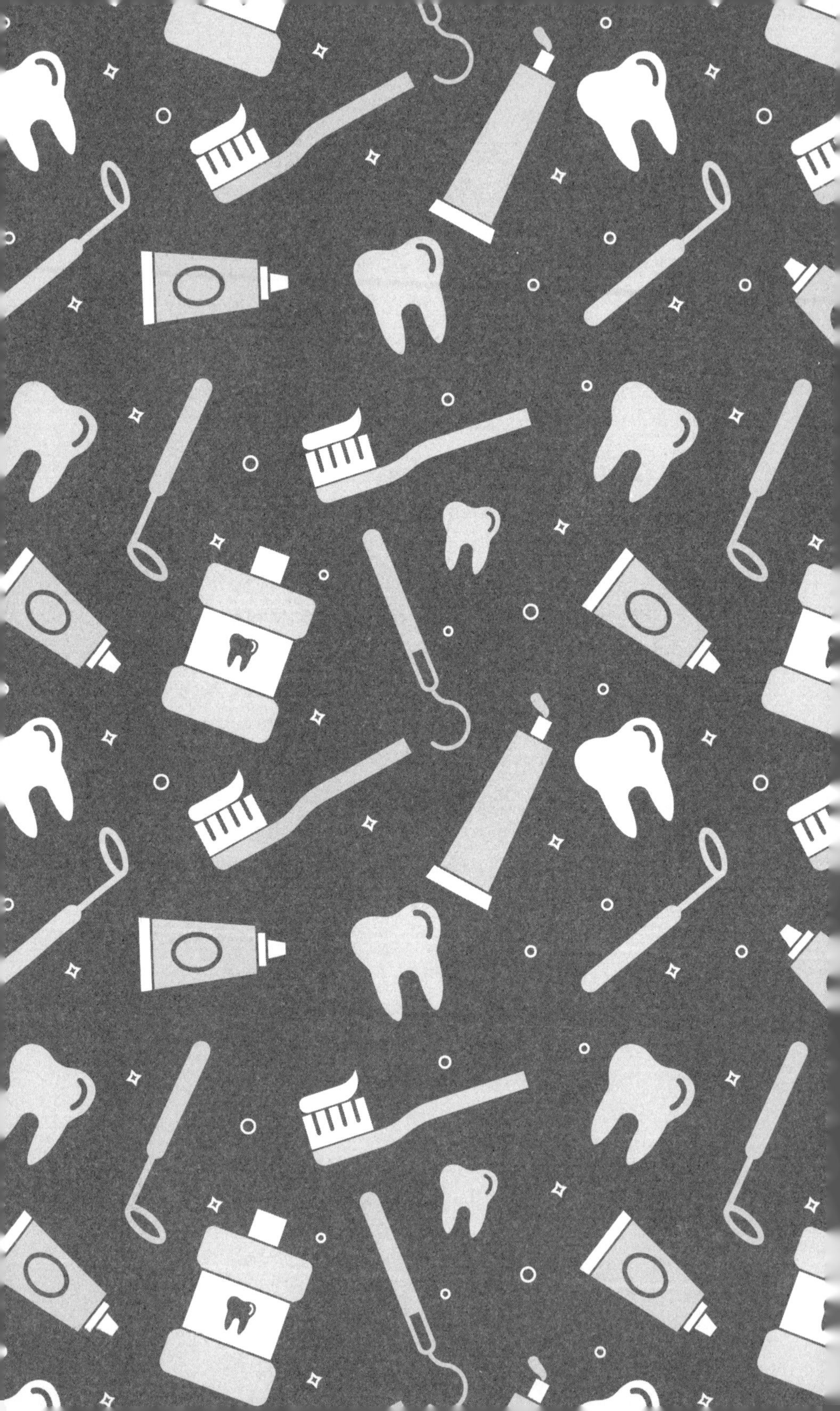

CHAPITRE 10

Non, nos dents ne sont pas naturellement blanches !

Contrairement à la croyance populaire, nos dents ne sont pas naturellement blanches, mais plutôt de couleur perle ou ivoire. Et plus on avance en âge, plus cette teinte tend vers le jaune. Aucun rapport donc avec le fait de bien se laver les dents ou non (même si, évidemment, le brossage reste indispensable pour avoir des dents saines !). Explications.

Comme je vous le mentionnais plus haut, la partie visible de nos dents (la couronne) est constituée d'émail. À première vue, cette fine couche paraît blanc nacré, semblable à une perle. En réalité, c'est la réflexion de la lumière qui crée cette illusion, car notre émail est en fait plutôt translucide. En vieillissant, notre émail s'use et s'affine, laissant apparaître progressivement la couche d'en dessous, la dentine qui, elle, est davantage jaunâtre. La couleur naturelle de nos dents se modifie également avec le temps, sous l'influence d'autres facteurs : alimentation (et surtout consommation d'aliments riches en pigments comme le thé, le café, le vin rouge...), tabagisme, prise de certains médicaments...

Bien sûr, certaines règles d'hygiène bucco-dentaire sont importantes pour préserver la teinte de vos dents, éviter les taches et le jaunissement prématuré *(voir mes conseils pratiques p. 96)*, mais aucune honte donc à ne pas avoir les dents qui brillent dans le noir !

Aujourd'hui, malheureusement, l'esthétique dentaire peut se traduire par un sourire dit « lavabo » ou « cuvette de toilettes », c'est-à-dire aussi blanc et lisse que de la porcelaine. Une mode qui tourne parfois à l'obsession, à tel point qu'il existe même un mot pour décrire cette obsession des dents blanches : la blancorexie.

Les facettes : une bonne idée ?

Si vous rêvez d'afficher un sourire à la Tom Cruise ou à la Blake Lively, ne cherchez plus : ce sont des facettes ! Je le précise d'emblée : aucun produit, même chez votre dentiste, ne pourra vous apporter un tel résultat. Sur Internet, vous pouvez trouver facilement des photos avant/après de ces transformations spectaculaires. Il paraît même que ce sont parfois les studios hollywoodiens qui demandent aux acteurs de se faire refaire les dents... Pour la petite histoire, c'est par exemple le cas de Michael Bay qui a forcé Ben Affleck à se faire poser des facettes sur toutes ses dents antérieures pour le film *Armageddon*.

Cette demande de facettes est aujourd'hui une tendance forte chez les jeunes, très largement influencés par les réseaux sociaux. Si elles apportent sans conteste un joli résultat (les dents sont bien blanches, bien alignées, toutes de la même taille et de la même forme), savez-vous ce que cela implique vraiment ? Il est important de prendre conscience que le recours aux facettes est irréversible dans la mesure où il est nécessaire d'enlever une fine couche d'émail. Par ailleurs, les facettes n'étant pas éternelles (leur durée de vie est de dix ans en moyenne), il faudra les renouveler plusieurs fois dans votre existence. Attention donc au budget !

Alors, bonne idée ou pas ? Sachez aussi qu'il n'y a pas de « meilleur » traitement dans l'absolu : tout dépend de chaque cas. Pour certains, les facettes sont indispensables pour un sourire esthétique ET sain, alors que, pour d'autres, elles sont invasives. Personnellement, je suis partisan du naturel : ce sont aussi nos petits défauts qui nous démarquent et font notre charme. C'est ça la vraie beauté ! Et pour moi, de belles dents, ce sont avant tout des dents saines !

Pire encore, aujourd'hui, il y a souvent une confusion entre deux traitements : les facettes, dont je viens de vous parler, et les couronnes. Sur les réseaux sociaux, de nombreuses vidéos font en réalité la promotion de couronnes dentaires, appelées à tort « facettes ». Une pratique croissante à l'étranger, à des prix plus compétitifs qu'en France. Vous avez sûrement déjà vu des jeunes (surtout) avec de très petites dents qui ressemblent à celles des requins : ils se font limer toutes leurs dents à 360° pour pouvoir ensuite les faire recouvrir de couronnes qui ne sont rien d'autre que des fausses dents ! C'est une aberration totale, car elles sont posées sur des dents vivantes. Or, les couronnes sont essentiellement faites pour être posées sur des dents abîmées et souvent dévitalisées, à la suite d'une grosse carie, par exemple. En limant ainsi ses dents à l'extrême, on les fragilise, ce qui peut causer des douleurs très vives, mais aussi augmenter le risque d'infection, voire d'abcès.

Attention donc de bien vous renseigner sur la procédure prévue si vous prévoyez une intervention à l'étranger. Sachez également que, si vous vous faites poser des couronnes de ce type à l'étranger, vous pouvez rencontrer des difficultés, une fois en France, à trouver un dentiste qui vous prendra en charge ensuite.

Les facettes, à l'origine du fameux « sourire hollywoodien »...

L'expression « sourire hollywoodien » désignait à l'origine les facettes en porcelaine utilisées par les acteurs et les actrices d'Hollywood pour afficher un sourire parfait dans les films : dents bien blanches, de même forme et de même taille. Ces facettes dentaires ont été mises au point dans les années 1930 par un dentiste californien, Charles Pincus. À l'époque, celui-ci utilisait de l'adhésif pour prothèses dentaires pour les coller. Autant vous dire qu'elles ne tenaient pas longtemps en place, juste le temps du tournage. Avec le temps, la technique a été largement perfectionnée, et les facettes (permanentes) se sont largement démocratisées.

Dents blanches : ce qui marche vraiment (et ce qu'il ne faut pas faire !)

Pour limiter le jaunissement de ses dents, il existe des solutions. Mais attention, je ne parle pas des solutions soi-disant miracles qui foisonnent sur Internet : elles sont au mieux inefficaces, au pire dangereuses pour vos dents.

Ce qui ne marche pas

- ✗ La gousse d'ail, le curcuma... OK pour les utiliser en cuisine, mais pour le soin des dents, aucun intérêt.

- ✗ Le sel, le bicarbonate de soude, la poudre de riz... Tous ces produits vont poncer les dents en surface, ce qui n'est pas recommandé pour l'émail dentaire.

- ✗ Le vinaigre, le citron, l'acide citrique... bref, tout ce qui est acide. À bannir totalement, car c'est beaucoup trop agressif pour l'émail dentaire.

- ✗ Les soins blancheur et autres kits de blanchiment du commerce, à faire à la maison, qui sont inefficaces. Et surtout, attention : leur utilisation ne doit pas remplacer le dentifrice fluoré classique, sinon gare aux caries.

- ✗ Les soins dans les « bars à sourire » qui combinent l'application d'un gel blanchissant et l'exposition sous une lampe spécifique, le tout réalisé par une personne qui n'est pas un professionnel de santé mais, au mieux, un(e) esthéticien(ne). Ces derniers peuvent être soit inefficaces soit délétères pour vos dents et vos gencives. Seul un chirurgien dentiste est habilité à vous prescrire et prodiguer ce traitement pour un résultat efficace, durable et sans risque.

Ce qui marche

✔ En prévention, adoptez les bons gestes au quotidien *(voir l'encadré p. 96)*.

✔ Un bon nettoyage (détartrage, aéropolissage…) chez le dentiste, à réaliser régulièrement. Cela permettra de gommer les taches liées à la consommation régulière de thé ou de café.

✔ Un soin éclaircissant chez le dentiste, pour éclaircir sa coloration naturelle. Notez bien que ce soin permet d'éclaircir votre teinte de base : vous n'obtiendrez pas des dents « blanc lavabo », et pas non plus le même blanc que votre voisin. Le résultat dépend de votre teinte de base, alors inutile de nourrir de faux espoirs. En revanche, vous pouvez espérer gagner en moyenne deux teintes sur celle de vos dents actuelles.

✔ Les gouttières d'éclaircissement, à faire réaliser chez le dentiste. C'est la solution que je privilégie. Cette méthode consiste à utiliser des gouttières souples, adaptées à votre dentition, que vous remplissez d'un gel destiné à éclaircir les dents. Pour cela, on utilise du peroxyde d'hydrogène ou, encore mieux, du peroxyde de carbamide. D'après les dernières études scientifiques, la solution idéale est le peroxyde de carbamide à 10 % qui permet un bon résultat, durable dans le temps, et avec très peu de risques de sensibilité (seul un chirurgien-dentiste a le droit d'acheter et de délivrer ce produit conforme). Unique contrainte, il faut porter les gouttières toutes les nuits pendant trois semaines : deux pour éclaircir vos dents progressivement et une pour conserver cet état. Bien sûr, la supervision du chirurgien-dentiste est essentielle. À l'issue du traitement, vos dents sont plus blanches, et les résultats durent en moyenne entre un et deux ans.

Bientôt un bonbon pour blanchir les dents ?

C'est la promesse d'un groupe de chercheurs de l'université de Washington*. Leur idée : proposer une pastille qui permet de reconstruire l'émail dentaire, micron par micron, tout en rendant les dents plus blanches. Cette pastille contient un peptide (chaîne d'acides aminés) génétiquement modifié, ainsi que des ions phosphore et calcium, qui sont les constituants de l'émail dentaire. En pratique, chaque pastille déposerait sur la dent quelques micromètres de nouvel émail qui viendrait se fixer à l'émail endommagé, afin de le réparer. À la clé, des dents renforcées et protégées. L'essai clinique ayant démarré en 2021, il faudra sûrement encore un peu de temps avant que ses pastilles ne soient commercialisées. Alors, en attendant, on ne relâche pas ses efforts, et on continue d'appliquer tous les bons gestes que je vous détaille dans ce livre.

* « Trials begin on lozenge that rebuilds tooth enamel », School of Dentistry, University of Washington, 2021.

FICHE PRATIQUE

Les bons gestes pour limiter le jaunissement des dents

Règle n° 1 : ne fumez pas. Le tabac contient en effet des substances qui vont jaunir les dents en s'infiltrant à la surface de l'émail : goudron, nicotine…

Règle n° 2 : limitez la consommation de thé, de café, de vin rouge, de sodas (qui peuvent contenir des colorants)… Attention aussi aux fruits rouges, à la sauce tomates, aux betteraves (surtout sous forme de jus) : prenez l'habitude de vous rincer la bouche après leur consommation.

Règle n° 3 : brossez-vous les dents deux à trois fois par jour pour limiter l'accumulation de plaque dentaire qui ternit les dents.

Règle n° 4 : pratiquez des détartrages réguliers chez le dentiste, car l'accumulation de tartre à la surface des dents est en partie responsable de la perte de blancheur.

Les dents noires, un autre standard de beauté !

Enfin, pour la petite histoire, sachez qu'afficher des dents blanches n'a pas toujours été un standard de beauté. Ainsi, à Rome et dans la Grèce antique, les dents (trop) blanches étaient ainsi méprisées par le peuple, car elles symbolisaient l'artifice et la mascarade (les classes sociales élevées se blanchissaient les dents avec les moyens précaires de l'époque, à savoir… l'urine !).

Dans certains pays d'Asie, les femmes ont longtemps laqué leurs dents… en noir. Au Vietnam, par exemple, c'était même la norme chez les jeunes femmes de bonne famille. De nombreuses chansons populaires attestent que c'était un critère de beauté : « Je vous aime premièrement pour vos cheveux qui pendent en queue de coq. Deuxièmement pour vos paroles pleines de vie et de charme. Troisièmement pour vos joues ornées de fossettes rondes comme des sapèques. Quatrièmement pour vos dents laquées dont l'éclat dépasse de loin les perles de jais… » Dans les années 1940, un grand nombre d'hommes avaient renoncé à la tradition, qui a perduré chez les femmes jusqu'à récemment.

Le laquage des dents est aussi une pratique courante dans de nombreux autres pays d'Asie, chez certaines tribus africaines et groupes ethniques d'Amérique latine. Au Japon, cette coutume porte même un nom : *ohaguro*, ce qui signifie littéralement « dents noires ». Cette coutume est principalement suivie par les femmes mariées et quelques hommes, pour la plupart samouraïs ou membres de l'aristocratie. La couleur noire était, chez les Japonais, à la fois un symbole de soumission et de loyauté mais aussi de force et de dignité. À partir du XVIIIe siècle, de nombreuses femmes ont ainsi décidé de se colorer les dents en noir : c'était à la fois un symbole de leur maturité sexuelle et une promesse de fidélité à leur mari. Cette pratique était également considérée comme bénéfique pour la santé, car elle permettait, disait-on, de prévenir les caries et la détérioration de l'émail. Une méthode qui se rapproche d'une autre technique, beaucoup plus moderne : celle du scellement des puits et des sillons (qui consiste à recouvrir les parties les plus vulnérables des dents avec une pâte, un peu comme une couche de vernis protecteur). En pratique, en ce qui concerne l'*ohaguro*, on se noircissait les dents en utilisant une solution de limaille de fer, de vinaigre et de tanins végétaux. Ce que je ne vous recommande pas de faire, bien sûr !

CHAPITRE 11

Les dents de travers : la drôle de mode japonaise

Si, de nos jours, il est courant d'avoir des dents bien alignées, cela n'a pas toujours été le cas à travers les époques et les différentes cultures du monde. Précédemment, je vous ai parlé des standards de beauté nous semblant étranges, comme les dents noircies. Parlons maintenant des dents taillées en pointe, des dents de travers… (Encore une fois, ce sont des pratiques que je ne vous recommande évidemment pas de suivre, parole de dentiste !)

Au Japon, il existe une mode dentaire assez étrange pour nous, Occidentaux, toujours en recherche de l'alignement dentaire le plus parfait : celle des *yaeba*. Comprenez « dent de travers », et plus précisément « canines de travers ». Cette tendance consiste en effet à faire ressortir ses canines supérieures, qui prennent alors l'apparence de crocs.

Pour comprendre ce phénomène, vous trouverez plusieurs explications : les Japonaises, surtout les jeunes filles, possèdent une plus petite mâchoire ce qui provoque l'avancement des canines. De plus, les soins dentaires seraient moins remboursés, normalisant ainsi les dents de travers. Quoi qu'il en soit, cette tendance s'est également répandue parmi les jeunes filles à partir des années 2010. Une célèbre chanteuse et actrice japonaise, Tomomi Itano, serait à l'origine de cet engouement. D'ailleurs, certaines n'hésitent pas à se faire opérer pour afficher ce fameux sourire « à la japonaise ». En pratique, la technique consiste à faire sortir du rang certaines dents, à se faire implanter des dents supplémentaires ou encore à se faire aiguiser les canines ! Dans la mentalité japonaise, ce léger désalignement des dents permettrait de donner un air plus juvénile qui séduirait les hommes (!).

Comme l'explique un site spécialisé dans cette culture*, ce phénomène illustre aussi le concept de *wabi-sabi* : il s'agit tout simplement de voir de la beauté dans ce qui est imparfait, *wabi* évoquant la dissymétrie ou la tristesse, et *sabi* renvoyant à ce qui est vieilli ou sale. C'est d'ailleurs une mode que l'on retrouve chez de nombreux personnages de mangas et d'animes, et qui leur donne un petit côté malicieux et trop *kawaï* que les Japonais adorent !

Malheureusement, il semble que cette mode soit sur le point de devenir obsolète, les standards de beauté occidentaux avec

---

* Si le sujet vous passionne, je vous conseille de lire l'excellent article : « Que véhiculent le sourire et les dents des persos dans les animes ? », sur le site Adala-news.fr.
https://adala-news.fr/2020/07/que-vehiculent-le-sourire-et-les-dents-des-persos-dans-les-animes/

des dents bien alignées prenant le pas sur le phénomène. Malheureusement, parce que toutes celles qui se sont fait un *yaeba* doivent maintenant bien grincer des dents… N'oublions pas quand même que le but d'avoir les dents alignées n'est pas seulement esthétique, mais c'est aussi une affaire de santé globale, comme vous le verrez *p. 161*.

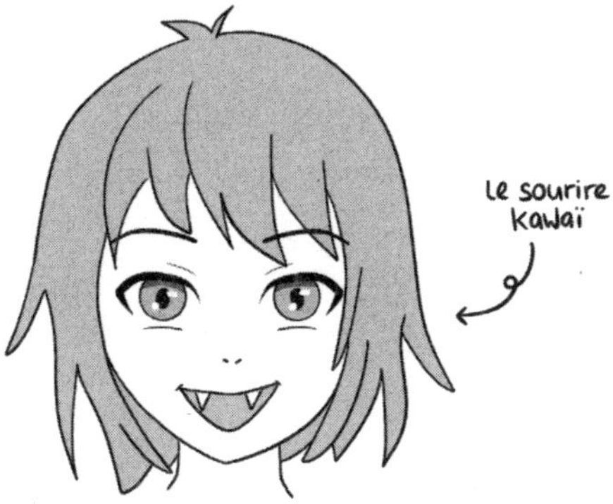

Dans la série des phénomènes intrigants, citons aussi certaines coutumes consistant à enlever une ou plusieurs dents, comme un rite de passage de l'enfance à l'âge adulte. C'est le cas, par exemple, chez les Massaïs qui, quand ils deviennent adultes, se font arracher les incisives supérieures ou inférieures (sans anesthésie ni même désinfection !). Ce rituel est tellement ancré dans leur culture que certains sons sont complètement absents de leur langue : sans ces dents, il est en effet impossible de prononcer les f ou les v.

Dans d'autres régions du monde, comme au Vietnam, au Soudan ou chez les Mayas, une tradition consiste à tailler les dents en pointe. Autre rite qui déforme les dents : le limage. Chez les peuples indigènes vietnamiens et soudanais, ainsi que dans la culture maya, les dents étaient sculptées en pointe et parfois décorées. Enfin, certaines autres coutumes prônent la ressemblance avec des dents animales. (Vous vous souvenez de ces dents de requin affichées fièrement par certains influenceurs, et dont je vous parlais un peu plus haut ?)

CHAPITRE 12

Nos dents, de vraies mouchardes !

Pour identifier ou confondre un suspect, les policiers peuvent utiliser l'ADN, les empreintes digitales, mais aussi... les dents ! Chaque dentition est en effet unique, à tel point qu'elle peut permettre d'identifier de manière sûre et précise des individus. Il existe même une branche de la médecine légale consacrée à cette approche : l'odontologie médico-légale.

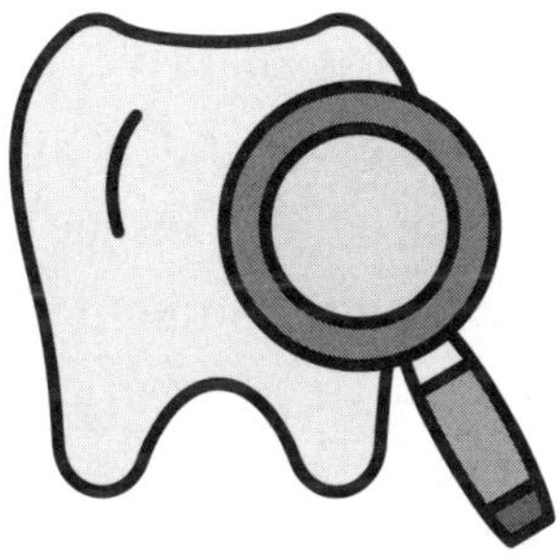

Votre bouche est unique : dimensions de la mâchoire, configuration, taille et position de chaque dent, ainsi que l'espace entre elles... Certaines différences sont évidentes, d'autres beaucoup plus subtiles, mais toutes forment un ensemble caractéristique qui vous est propre. Une vraie carte d'identité totalement infalsifiable !

Même les vrais jumeaux ont des dentitions différentes. Celle-ci est en partie déterminée par les gènes, mais d'autres facteurs entrent également en ligne de compte : si vous sucez votre pouce ou une tétine quand vous êtes enfant, si vous avez eu des caries, si vous vous êtes cassé les dents lors d'un accident, si vous grincez des dents, etc. Par ailleurs, l'émail dentaire étant une matière particulièrement résistante à la putréfaction, à la carbonisation ou encore à l'immersion en eau douce ou salée, les dents peuvent, dans certains cas, être le seul moyen pour identifier quelqu'un.

L'odontologie médico-légale est la science qui identifie les victimes ou les criminels grâce à leur dentition. Pour cela, les enquêteurs utilisent les dossiers dentaires des personnes, à savoir les radiographies ou encore les empreintes réalisées, par exemple, à l'occasion de la pose d'appareils dentaires. Avant que l'empreinte génétique (ADN) ne se généralise, ces analyses bucco-dentaires permettaient ainsi de réaliser près de 80 % des identifications dites « difficiles » lors de grandes catastrophes (accident d'avion, tsunami...), selon l'Institut de recherche criminelle de la Gendarmerie nationale (IRCGN*). En observant les dents, les enquêteurs peuvent même obtenir quantité d'informations utiles pour l'avancée de leur enquête :

* Cité dans « Voici la technique pour faire parler un cadavre ! », Taïna Cluzeau, www.caminteresse.fr, 16 juillet 2020.

le niveau social de la victime, ses habitudes alimentaires, sa profession ou même si elle était gauchère ou droitière !

Dans un article sur l'histoire de l'odontologie médico-légale*, les auteurs racontent comment cette discipline a joué un rôle dans certains épisodes. Ainsi, lorsque Hitler se suicide le 30 avril 1945 d'une balle dans la tête, son corps est brûlé et enterré avec celui d'Eva Braun dans les jardins de la chancellerie à Berlin. L'examen de sa dépouille ne se fait que le 8 mai 1945 par des médecins légistes russes qui comparent les restes de ses maxillaires avec des moulages que possédait l'assistante de son dentiste. Son identification définitive sera faite plus de vingt-cinq ans après, en 1971, à l'école dentaire de l'université de Los Angeles. Cette technique d'identification a aussi été utilisée pour identifier des victimes dans des catastrophes plus récentes : massacre de l'ordre du Temple solaire en 1993, incendie du tunnel du Mont-Blanc en 1999 ou encore crash du Concorde à Gonesse en juillet 2000.

* C. Laborier *et al.*, « Histoire de l'odontologie médico-légale récente. Son évolution, ses motivations », *Actes de la Société d'histoire de l'art dentaire*, 2014.

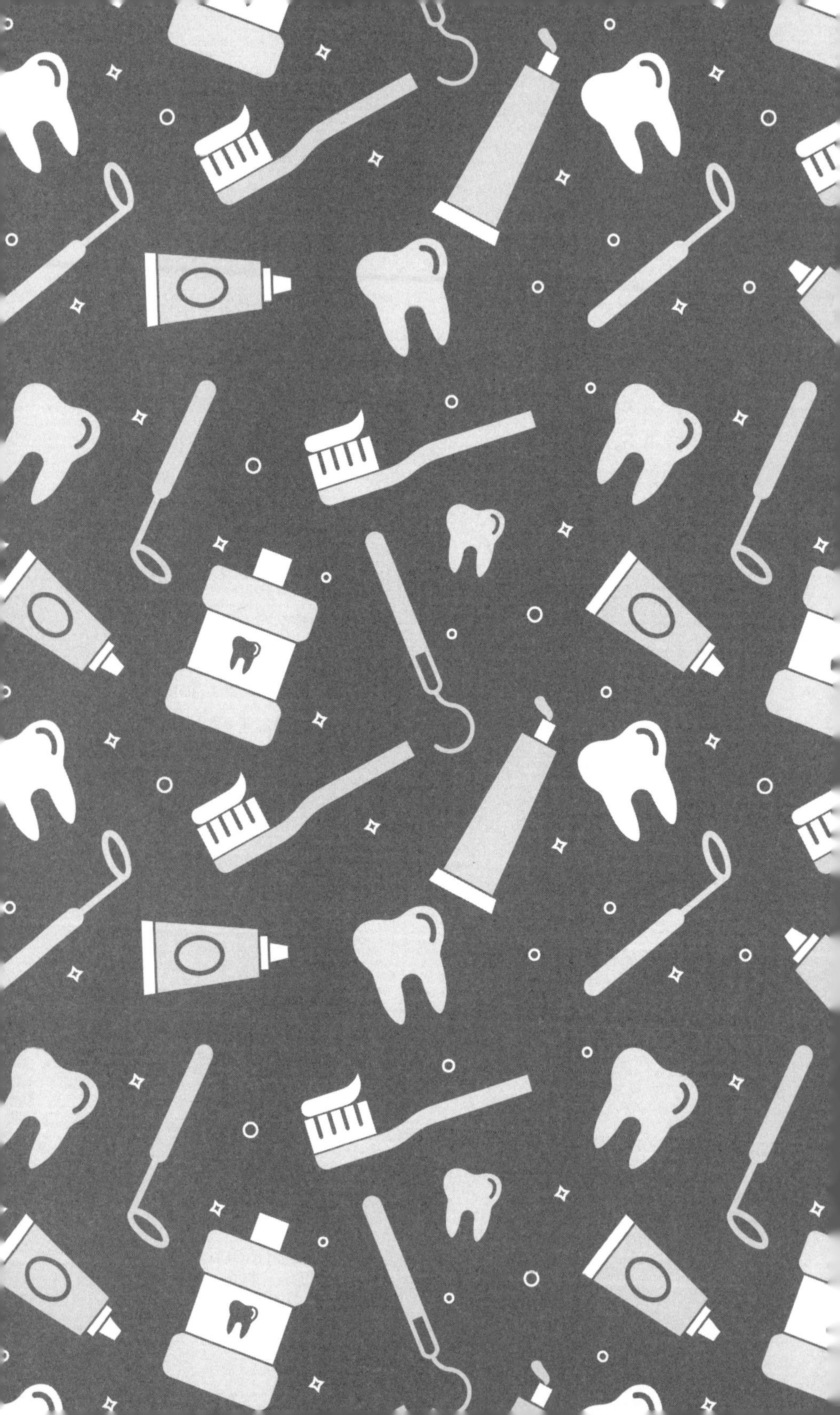

CHAPITRE 13

La bouche, un repaire à (bonnes et mauvaises) bactéries

Le microbiote intestinal, vous connaissez... mais le microbiote buccal ? Comme nos intestins, notre bouche abrite un ensemble varié de micro-organismes très divers. Parmi eux, des bactéries amies, indispensables à son bon équilibre, mais aussi des beaucoup plus aggressives, dont il faut éviter la prolifération, sous peine de caries et autres problèmes bucco-dentaires.

La santé de notre bouche et de nos dents, ainsi que notre bien-être général, dépendent d'un équilibre optimal parmi les nombreuses espèces de bactéries présentes dans notre bouche. Alors, il est important de prendre soin de tout ce petit monde !

Zoom sur le microbiote buccal

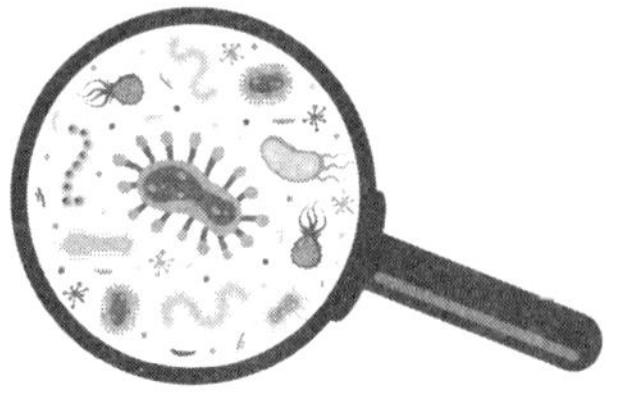

La bouche constitue un environnement propice à la multiplication des bactéries : il y règne chaleur, humidité, et de nombreux endroits où elles peuvent se dissimuler. Et le succès est au rendez-vous puisque notre bouche abrite des centaines d'espèces de bactéries différentes en fonction des espaces. Il y a par exemple les bactéries qui vivent sur les dents exposées à la lumière, celles qui vivent sur les muqueuses des joues, dans l'obscurité et l'humidité, celles qui ont trouvé refuge sur la langue *(voir p. 183)*, etc.

Il est crucial de prendre soin de notre microbiote buccal, car il constitue une barrière essentielle pour notre immunité. En cas de déséquilibre (on parle de dysbiose), les mauvaises bactéries ont un terrain de jeu favorable pour se développer, ce qui augmente le risque de pathologies dentaires (caries, gingivites…), mais aussi de pathologies autres, comme les maladies cardiovasculaires *(voir aussi p. 161)*.

Chaque personne a un microbiote buccal unique qui forme sa signature. Celui-ci se développe dès la naissance, notamment à partir des bactéries présentes sur le col de l'utérus de la mère et lors de la première tétée. L'espèce *Streptococcus salivarius*, par exemple, est dominante chez les nourrissons et peut représenter jusqu'à 98 % de la flore totale. Lorsque les premières dents pointent le bout de leur émail, d'autres bactéries apparaissent, attirées par ces nouvelles petites niches. Des espèces bactériennes spécifiques, telles que *Streptococcus mutans*, commencent alors à coloniser la surface de l'émail, formant la plaque dentaire, d'où l'importance d'une bonne hygiène bucco-dentaire précoce.

La composition de la flore buccale évolue ensuite à la puberté, influencée par les changements hormonaux et souvent aussi par une hygiène dentaire insuffisante ainsi qu'une consommation excessive de produits sucrés, mous et collants. Elle se stabilise ensuite à l'âge adulte, mais son équilibre reste fragile, et influencé par différents facteurs : alimentation, hygiène dentaire, tabagisme, consommation d'alcool, grossesse, etc. Enfin, avec l'âge, le microbiote a tendance à perdre en diversité.

Qu'est-ce qu'un microbiote ?

C'est l'ensemble des micro-organismes qui colonisent un organe : bactéries, virus, parasites et champignons. Certains de ces organismes sont dits « commensaux » (ils n'ont pas d'effet néfaste sur leur hôte), tandis que d'autres sont qualifiés de pathogènes.

Quand les (mauvaises) bactéries s'accumulent

Lorsque la flore de la bouche est déséquilibrée, certaines bactéries, dont *Streptococcus mutans,* se reproduisent plus vite, agressant l'émail dentaire et provoquant des caries si vous consommez régulièrement du sucre *(voir p. 118)*. Mais ce n'est pas le seul problème… Au fil du temps, les bactéries se regroupent en un biofilm (la fameuse plaque dentaire). Ce mélange de bactéries, de salive et de résidus alimentaires forme un film mou et collant qui va venir se fixer à la surface des dents. La plaque dentaire est incolore, ce qui la rend difficilement repérable par le commun des mortels… mais pas par les dentistes ! En cabinet, j'ai l'habitude, lors des contrôles, de passer une sonde sur la surface des dents. Celle-ci permet de mettre en évidence un dépôt blanchâtre (la plaque !) que je montre au patient pour lui faire réaliser que son brossage est à améliorer. Il est également possible de la mettre en évidence par des colorants appelés « révélateurs de plaque » *(voir p. 221)*. Ils colorent la bouche en rose/violet là où le brossage n'a pas été bien effectué.

Si on ne l'élimine pas très régulièrement, cette plaque dentaire peut commencer à s'insinuer sous les gencives, ce qui peut engendrer une inflammation du tissu gingival (gingivite), des saignements et, progressivement, une destruction des tissus de soutien de la dent (gencive, os, ligaments…) pouvant aller jusqu'à la perte de la dent (parodontite, *voir aussi p. 154*). Par ailleurs, les bactéries de la plaque dentaire commencent à utiliser le sucre contenu dans les aliments et les boissons consommés pour produire des acides qui vont facilement se fixer sur les dents grâce à la texture visqueuse de la plaque. Résultat : l'émail dentaire se dégrade et c'est la porte ouverte aux caries. À chaque fois que vous mangez quelque chose ou que vous buvez une boisson autre que l'eau, ce processus se met en route.

Si au cours de la journée, la salivation, la mastication de certains aliments, comme les chewing-gums sans sucre, ou encore la parole permettent de l'éliminer en partie (une sorte d'autonettoyage), seul un brossage régulier, grâce à l'action mécanique de la brosse à dents et chimique du dentifrice, peut prévenir son accumulation. Le brossage est notamment essentiel le soir car, pendant la nuit, ce processus d'autonettoyage est moins efficace (on salive moins, on ne mastique pas et on ne parle pas).

Les causes d'un déséquilibre de la flore buccale

- ✗ Une mauvaise ou insuffisante hygiène bucco-dentaire
- ✗ Le tabagisme
- ✗ La consommation d'alcool
- ✗ Le grignotage, la consommation d'aliments sucrés
- ✗ La prise d'antibiotiques
- ✗ Certaines maladies, comme le diabète ou les cancers

Et le tartre ?

Le tartre, lui, est le résultat de la calcification de la plaque dentaire mélangée avec des minéraux provenant de la salive. Il peut se former sur la dent mais aussi sous la gencive. Il favorise le développement de la plaque dentaire en lui offrant un support idéal. C'est donc un cercle vicieux : plaque dentaire = tartre = plaque dentaire = tartre = plaque dentaire... Vous avez compris le principe ! Il est facile à repérer, car il a une couleur jaunâtre ou brunâtre, voire noire.

Mais, contrairement à la plaque dentaire, le tartre est un dépôt dur que l'on ne peut pas enlever avec la brosse à dents. Cela ne peut se faire que chez le dentiste : c'est le détartrage, une intervention que vous pouvez voir sur plusieurs de mes vidéos TikTok. Satisfaisant à regarder, non ?

FICHE PRATIQUE

Comment limiter la plaque dentaire et le tartre

Règle n° 1 : brossez-vous les dents au moins deux fois par jour. En complément, utilisez le fils dentaire (ou des brossettes interdentaires, notamment dans le cas de maladies parodontales, *voir p. 243)* pour éliminer la plaque dans les endroits que la brosse ne peut pas atteindre.

Règle n° 2 : évitez de grignoter toute la journée, surtout des aliments qui collent aux dents (bonbons, biscuits, pain...).

Règle n° 3 : après avoir mangé, si vous ne pouvez pas vous laver les dents, le minimum est de vous rincer la bouche. Ou au moins de boire un verre d'eau.

Règle n° 4 : attendez au moins trente minutes avant de vous laver les dents après un repas *(voir pourquoi p. 248).*

Règle n° 5 : consultez régulièrement votre dentiste, et pratiquez un détartrage au moins une fois par an. Ne tentez jamais de vous détartrer les dents tout seul en utilisant un outil pointu : vous risqueriez de vous blesser !

Règle n° 6 : il est essentiel d'avoir des dents correctement alignées. Cela simplifie les soins d'hygiène bucco-dentaire et les rend bien plus efficaces, soulignant l'importance de l'orthodontie.

Les caries et les maladies parodontales sont des maladies bactériennes !

Les caries et les maladies parodontales sont des maladies infectieuses de la bouche d'origine bactérienne. Si les caries sont souvent associées à une consommation excessive de produits sucrés, il faut savoir que le sucre n'est que le carburant qui permet aux bactéries de la plaque dentaire de se développer, de synthétiser des acides qui déminéralisent l'émail des dents et induisent la formation de lésions carieuses.

Et qui dit maladie infectieuse dit aussi maladie transmissible ! À la question d'une possible transmission de nos mauvaises bactéries en embrassant notre partenaire, je suis obligé de répondre qu'elle existe. Néanmoins, cette transmission de bactéries *Streptococcus mutans* (qui sont à l'origine des caries, *voir p. 118*) entre adultes est beaucoup moins automatique que la transmission d'adulte à enfant. Voilà pourquoi il est important que les adultes évitent d'embrasser leur bébé sur la bouche, afin de limiter les risques de développer des caries. Évitez également de « nettoyer » la tétine de votre enfant en la mettant dans votre bouche.

Les toutes premières bactéries humaines ont été découvertes dans… le tartre dentaire !

Le nom d'Antonie Van Leeuwenhoek (1632-1723) ne vous dit sûrement rien… Et pourtant, il est à l'origine de très nombreuses découvertes scientifiques ! Rien ne le prédestinait à ce fabuleux destin. Né en Hollande, il devient orphelin très jeune, à l'âge de 5 ans. Il commence très tôt à travailler comme apprenti chez un marchand de textile, avant de devenir drapier. Comme il aime le travail précis et bien fait, il prend l'habitude d'observer les étoffes à la loupe, afin de traquer la moindre imperfection. C'est ainsi qu'il invente, un peu par hasard, un appareil puissant lui permettant d'observer l'infiniment petit : le microscope. Il gardera son mode de fabrication secret, et il faudra plusieurs décennies pour construire un appareil aussi puissant…

D'un naturel curieux, rien n'échappe à son observation : l'eau d'un lac, les poux, le sang, les plumes, divers insectes, les épices… Et il partage ses conclusions dans des lettres envoyées à la Société royale de Londres. En 1674, il est le premier à identifier des formes de vie unicellulaires qu'il nomme « animalcules ». Ils sont « plus nombreux que les hommes dans tout le royaume de Hollande », écrit-il. Puis, un an plus tard, à décrire l'existence des bactéries en examen du tartre qui s'était formé sur ses dents. Ensuite, il découvre les spermatozoïdes qu'il décrit comme étant « un million de fois plus petits qu'un gros grain de sable avec une fine queue ondulante », la structure de divers phanères (plumes, poils, écailles…) et même les globules rouges !

Longtemps incompris par les scientifiques, car c'était un autodidacte, il est aujourd'hui considéré comme l'un des plus grands scientifiques de son époque.

Le secret de Thomas Pesquet : il n'a jamais eu de carie !

« Aller dans l'espace, au final, ce n'est pas très impressionnant, mais par contre, ne jamais avoir eu de carie, ça impressionne toujours tout le monde. » C'est ce qu'a confié l'astronaute français Thomas Pesquet au micro de Léa Salamé, sur France Inter, fin 2023, à l'occasion de la sortie de sa biographie *Ma vie sans gravité*. Un bon point pour son dossier, sans aucun doute. En effet, comme il l'explique, partir dans l'espace avec une carie n'est pas vraiment recommandé. « Dans une cabine pressurisée, si tout d'un coup on a un trou dans la coque, que la pression s'en va, ça peut faire sauter les plombages si l'on en a. En avoir, c'est éliminatoire ! »

Et la maladie la plus courante dans le monde est… la carie !

Selon les derniers chiffres de l'Organisation mondiale de la Santé*, les caries dentaires non traitées représentent le problème de santé le plus courant dans le monde ! Elles concernent environ 2,5 milliards de personnes, soit environ un tiers de la population mondiale. Les maladies parodontales graves, une cause majeure de perte totale de dents, touchent, elles, un milliard de personnes dans le monde. Ça en fait du boulot pour les dentistes !

Pire encore, selon l'OMS toujours, le défaut de soins bucco-dentaires touche près de la moitié de la population au niveau mondial. Le rapport souligne également « les inégalités flagrantes en matière d'accès aux services de santé bucco-dentaire, dans la mesure où les populations les plus vulnérables et les plus défavorisées sont, et de loin, les plus touchées par ces affections et ces maladies. Les personnes à faible revenu, les personnes handicapées, les personnes âgées vivant seules ou en structure d'accueil, les habitants des communautés isolées et rurales et les personnes appartenant à des groupes minoritaires portent un fardeau plus lourd d'affections bucco-dentaires ».

---

* *Rapport de situation sur la santé bucco-dentaire dans le monde*, OMS, 2022.

CHAPITRE 14

Les hommes préhistoriques aussi avaient des caries

Les caries sont-elles un mal de l'homme moderne, accro aux bonbons, aux sodas et autres boissons sucrées, et au sucre en général ? Où sont-elles beaucoup plus anciennes ? Facile, la réponse est dans le titre juste au-dessus... Mais cela mérite quelques explications.

Pour un grand nombre d'historiens, les caries seraient apparues au cours de l'époque néolithique, quand les chasseurs-cueilleurs ont commencé à cultiver des céréales, c'est-à-dire il y a environ 10 000 ans. Et donc, quand leur régime alimentaire, principalement constitué de viandes, de racines et de baies, s'est enrichi en farines, riches en amidon, et donc en sucres.

Mais la découverte, il y a une dizaine d'années, de dents de 52 chasseurs-cueilleurs dans la grotte des Pigeons, au Maroc, par une équipe anglaise*, a remis en cause cette hypothèse. Et je peux vous dire que ces dents n'étaient vraiment pas belles à voir (il existe des photos sur Internet). Pas parce qu'elles datent d'au moins 13 à 15 000 ans, mais parce que plus de la moitié d'entre elles présentent des cavités évocatrices de caries ! L'explication est finalement assez simple : ces personnes se nourrissaient aussi beaucoup de fruits à coque, de pignons et de glands, sources de glucides fermentables qui alimentent les bactéries bucco-dentaires. (Et, bien sûr, pas de brossage de dents.) Notons tout de même que trois des squelettes présentaient des dents intactes. Je serais curieux de connaître leur secret…

Aujourd'hui, le lien entre consommation de sucre et caries est indéniable. À noter, plusieurs études indiquent que pendant les périodes de guerre, la fréquence et la sévérité des caries dentaires diminuent. Cela est vraisemblablement dû aux pénuries de bonbons et d'autres aliments riches en sucre.

Streptococcus mutans, coupable n° 1 ?

C'est dans les années 1920 qu'un dentiste anglais, le docteur J. Kilian Clarke, identifie la bactérie responsable des caries : *Streptococcus mutans*. Mais il faut attendre les années 1960 pour qu'elle soit formellement reconnue coupable. Dans les années 1970, on met même au point un vaccin soi-disant destiné à éradiquer cette bactérie. Depuis les années 2000,

* L. T. Humphrey *et al.*, « Earliest evidence for caries and exploitation of starchy plant foods in Pleistocene hunter-gatherers from Morocco », *PNAS*, 2013.

on sait que les choses sont un tout petit peu plus complexes que cela : ce n'est pas parce que cette bactérie est présente en grand nombre dans notre bouche que l'on aura forcément des caries. Leur apparition dépend en effet de nombreux autres facteurs, notamment du régime alimentaire de la personne, et en particulier de la régularité de sa consommation de sucre. Lorsque nous consommons des sucres, ces fameuses bactéries les transforment en acide lactique qui va attaquer l'émail. Alors, il est juste de dire que *Streptococcus mutans* contribue à l'apparition des caries, mais il n'est pas le seul en cause. Responsable, mais pas seul coupable.

Le prochain traitement contre les caries viendra-t-il de l'espace ?

En 2021, pendant sa mission dans l'espace, l'astronaute Thomas Pesquet *(l'homme qui n'a jamais eu de carie, voir p. 115)* a mené différents travaux scientifiques. L'un d'eux, encadré par la NASA, était baptisé *Oral Biofilm in Space* et avait pour objectif d'étudier la manière dont les bactéries de la bouche réagissent à l'impesanteur, afin de créer de nouvelles façons de prévenir les caries ou les inflammations de gencives. « Ceux qui en auront fait l'expérience pourront confirmer : la bonne santé bucco-dentaire, on a tendance à la considérer comme acquise avant qu'il ne soit trop tard », écrit Thomas Pesquet sur sa page Facebook en août 2021. Ce n'est pas moi qui vous dirai le contraire.

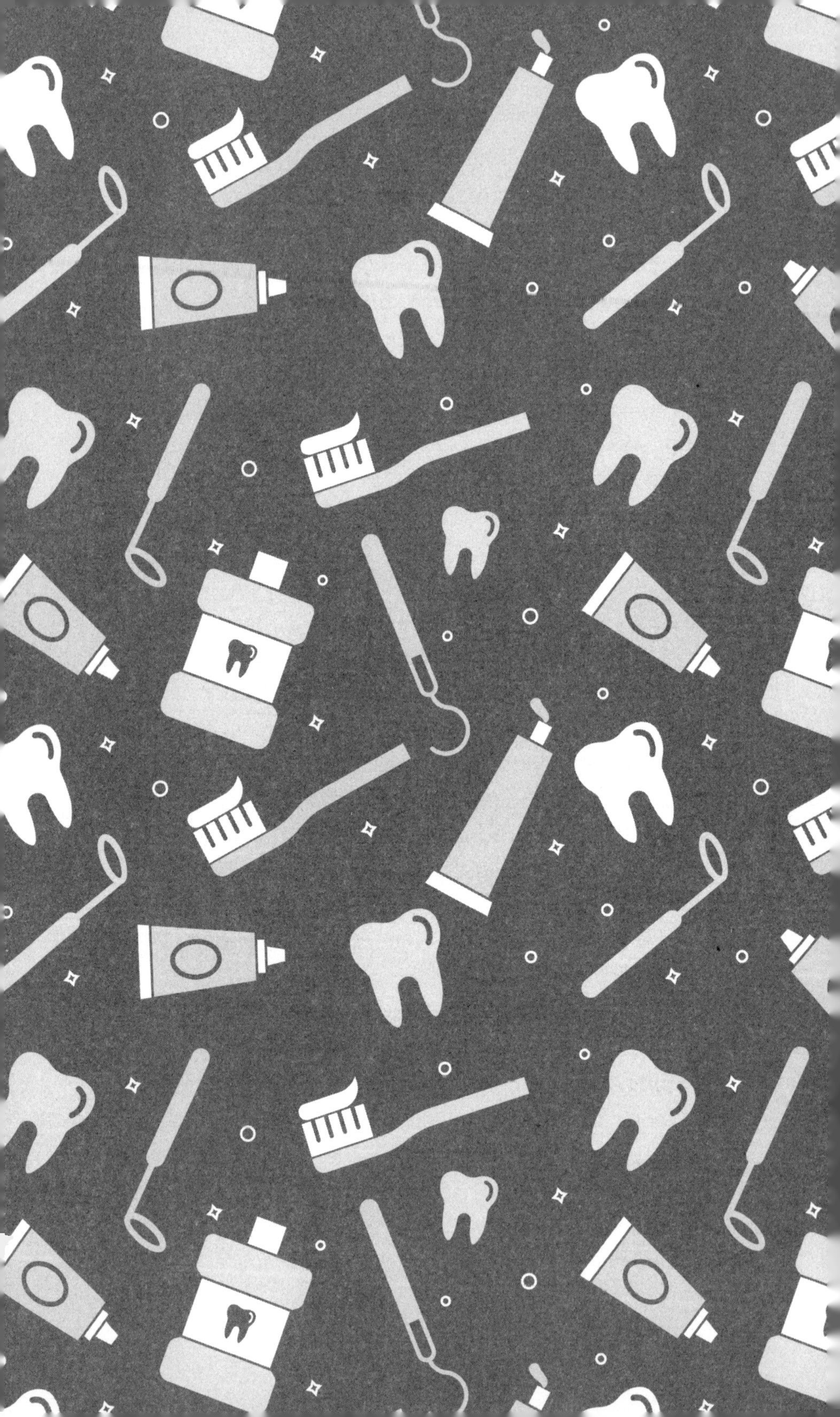

CHAPITRE 15

Des caries plus rapides que le TGV

La carie dentaire commence par une atteinte superficielle non douloureuse de l'émail. Si elle n'est pas soignée, elle évolue en profondeur et la dent devient sensible, puis entraîne des douleurs insupportables. Voilà pourquoi je vous répète sans arrêt de faire des contrôles réguliers pour ne pas en arriver là !

La prolifération bactérienne à la surface des dents (ou entre les dents : on n'oublie pas le nettoyage interdentaire !) peut entraîner le développement de caries. D'une simple atteinte de l'émail au début, la carie peut évoluer et atteindre toutes les structures de la dent. En l'absence de traitement, elle progresse par phases, de manière irréversible, pouvant aller jusqu'à la perte de la dent. On distingue quatre stades d'évolution, et cette progression est plus ou moins rapide suivant la personne, son âge et ses habitudes d'hygiène bucco-dentaire (par exemple, le fluor contenu dans certains dentifrices ralentit cette progression).

À chaque stade, un traitement est possible. Alors, on n'attend pas pour se faire soigner. Car plus on attend, plus le stade de la carie est élevé, et plus le traitement sera long et désagréable (et coûteux !). Chez les enfants, les personnes handicapées ou âgées, la douleur causée par une carie peut être violente et difficile à localiser. Les soins dentaires sont cependant urgents, afin d'éviter les complications.

Stade 1 : la carie débutante ou carie de l'émail

La carie se développe au contact de la plaque dentaire dans les sillons dentaires ou les zones les plus anfractueuses, comme les espaces interdentaires.

La carie débute à la surface de la dent, au niveau de l'émail, formant une tache crayeuse ou brune, selon la rapidité d'évolution, due à un phénomène de déminéralisation. La carie de l'émail passe généralement inaperçue car elle n'entraîne aucun symptôme.

À ce stade, elle peut être détectée par le chirurgien-dentiste qui peut pratiquer, entre autres, des tests thermiques révélant une sensibilité anormale de la dent. Ou effectuer un contrôle radiographique : la seule solution pour repérer des caries entre les dents (je vous ai déjà parlé de l'importance du fil dentaire ?).

Le traitement, à cette étape, est rapide et non douloureux !

Stade 2 : la carie plus profonde ou carie de la dentine

Une fois la barrière de l'émail franchie par la carie, la dentine est atteinte et se déminéralise. Celle-ci contenant des fibres nerveuses, la dent devient d'abord sensible aux aliments sucrés, puis sensible au froid. Les douleurs dues à la carie sont inconstantes, d'intensité variable et localisées à la dent concernée.

Une cavité se forme au niveau de la couronne (partie visible de la dent) et peut se voir à l'œil nu, à moins que la carie ne soit interdentaire, c'est-à-dire localisée entre les dents (vous avez compris, je crois, maintenant ?).

À ce niveau, la vitalité de la pulpe est conservée. Après la sensibilité au froid, la sensibilité au chaud apparaît, ainsi que de vraies douleurs : c'est le signe que la pulpe commence à être atteinte et que le stade suivant commence.

Stade 3 : la pulpite

En l'absence de traitement d'une carie de la dentine, la carie progresse vers l'inflammation de la pulpe (ou « pulpite »).

La pulpe dentaire est un tissu très vascularisé et riche en nerfs enfermé dans un espace inextensible constitué de la chambre pulpaire (au centre de la couronne) et de ses canaux (situés dans les racines dentaires). Son inflammation provoque une douleur forte, continue, subite et se propageant à la zone du visage correspondant à la dent cariée.

À ce stade, la dentine ne peut pas se régénérer et le tissu pulpaire évolue vers sa destruction.

Une consultation en urgence auprès d'un chirurgien-dentiste est nécessaire. Deux cas de figure existent :

- La pulpite réversible : la dent est douloureuse, mais en prenant un antalgique, la douleur s'estompe (vous réussissez à dormir). C'est le signe qu'avec des soins adaptés, il est possible de sauver la pulpe et de garder la dent vivante !

- La pulpite irréversible : la dent est vraiment très douloureuse. Même la prise d'antalgique ne peut soulager la douleur (vous n'arrivez pas à dormir). C'est la rage de dents : le dentiste doit effectuer un traitement endodontique appelé « pulpectomie », autrement dit dévitaliser la dent.

Stade 4 : la nécrose pulpaire de la dent

L'infection dentaire progresse. Le tissu pulpaire se nécrose. On dit aussi vulgairement que « le nerf meurt ». Là, vous pouvez vous dire que c'est super, parce que sans nerf, pas de douleur. Et effectivement, vous n'avez plus mal. Mais attention, car l'infection, elle, ne s'est pas estompée, bien au contraire. Elle peut aboutir à la formation d'un abcès dit « périapical » (apical, venant du mot *apex*, désignant l'extrémité de la racine de la dent). Cet abcès dentaire se développant dans un espace fermé, il ne peut donc pas s'évacuer naturellement et les douleurs qui s'en suivent peuvent être difficiles à supporter.

Si elle n'est pas traitée, l'infection peut se propager, entraînant une inflammation des tissus du visage qui peuvent gonfler (cellulite) ou se diffuser à travers les tissus osseux, pouvant par exemple causer une sinusite. Parfois, l'abcès évolue plus ou moins vite vers une fistulisation (formation d'un canal reliant l'abcès à la muqueuse ou à la peau, avec écoulement de pus). Les bactéries peuvent également se disséminer à distance par voie sanguine et lymphatique (avoir des problèmes de dents, c'est potentiellement avoir des problèmes de santé pouvant toucher l'ensemble de votre corps, *voir p. 161* !). Chez les patients souffrant d'immunodépression ou atteints de maladies chroniques (maladies cardiovasculaires, diabète, cancer, bronchopneumopathie obstructive...), une propagation des germes dans le sang à partir d'un abcès dentaire peut être responsable de complications infectieuses à distance (articulaire, cardiaque, pulmonaire...).

Dans certains cas, l'inflammation évolue silencieusement vers la chronicité et engendre la formation d'une petite tumeur bénigne, le granulome apical. La dent peut être sensible à la percussion et seule une radiographie permet de mettre en évidence ce granulome. Sans traitement, le granulome apical évolue vers la formation d'un kyste apical qui peut se développer au niveau des racines de plusieurs dents et entraîner des pertes osseuses importantes. Granulomes et kystes sont des foyers infectieux latents et doivent être traités.

À ce stade, le dentiste pratique soit un traitement des racines (traitement endodontique), soit l'avulsion (extraction) de la dent si le traitement précédent n'est pas réalisable ou que la dent ne permet pas sa restauration.

Bref, je le répète encore une fois : allez faire contrôler régulièrement vos dents !

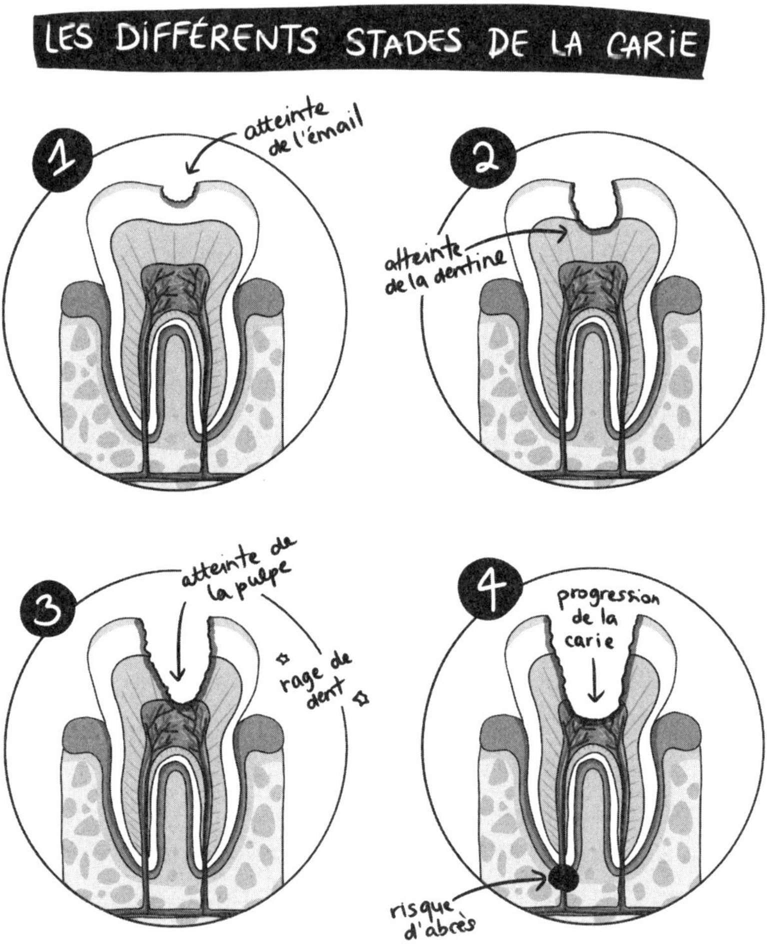

Les caries : une histoire de vers ou de mauvaises humeurs...

Avant que l'on ne découvre le rôle des bactéries dans l'apparition d'une carie dentaire (grâce au fameux microscope de M. Van Leeuwenhoek, *voir p. 114*), plusieurs théories, aujourd'hui jugées complètement fantaisistes, ont tenté d'expliquer l'apparition de cette pathologie. Pour les uns, elle était causée par une action corrosive de la « pituite », une sorte de glaire censée descendre du cerveau. Pour d'autres, elle s'expliquait par la présence d'un ver rongeant la dent. On préconisait alors, pour faire mourir ce vers, de pratiquer des fumigations, sorte d'inhalations, ou des applications de produits caustiques. Même le célèbre chirurgien Ambroise Paré (1510-1590) assurait que les dents « se pertuisent et corrodent, et par ceste pourriture, les vers s'engendrent ». « Et pour faire mourir les vers, ajoute-t-il, il faut appliquer choses caustiques, aussy piretre detrampé en vinaigre ou thériaque, sera aussi appliqué ail ou ognons ou un peu d'aloès » (en ancien français de l'époque !).

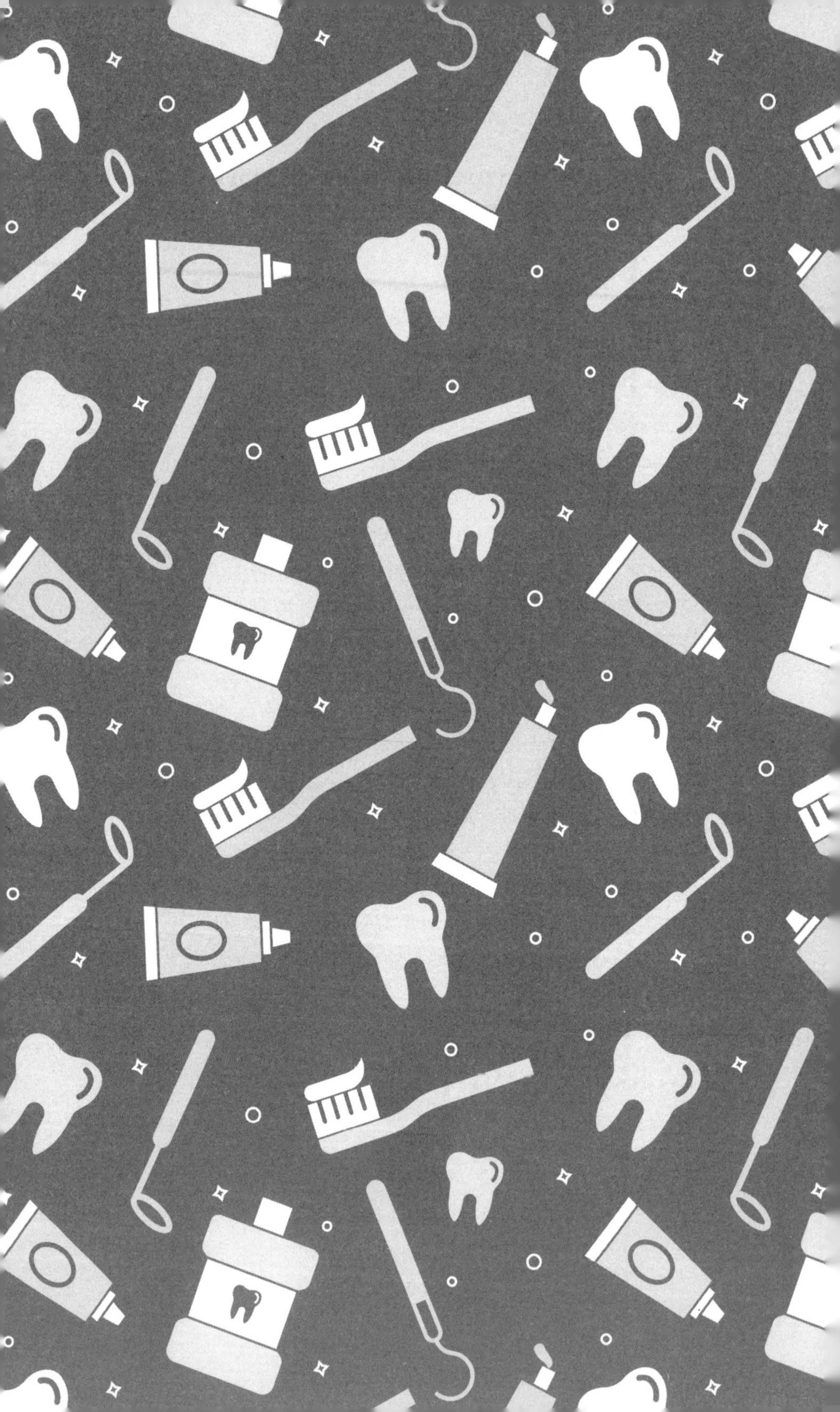

CHAPITRE 16

Les pouvoirs extraordinaires de votre salive

Contrairement aux idées reçues, la salive ne sert pas uniquement à... baver, à cracher, ou à ce que vous voulez d'autre. Elle assure quantité d'autres missions importantes, en particulier vis-à-vis de nos dents qu'elle protège des attaques acides, et donc des caries.

La salive est un liquide sécrété par notre corps, et plus précisément par nos trois paires de glandes principales *(voir le schéma p. 130)*. Elle se compose essentiellement d'eau (97 %), mais aussi de composés organiques (lipides, protéines, glucides) et de composés inorganiques et de minéraux (calcium, fluor...). Chaque jour, nos trois paires de glandes salivaires sécrètent en moyenne 1,5 litre de salive*.

---

* A. Eikenes, *Sang, sueur, salive... La surprenante mécanique des fluides (du corps)*, Dunod, 2021.

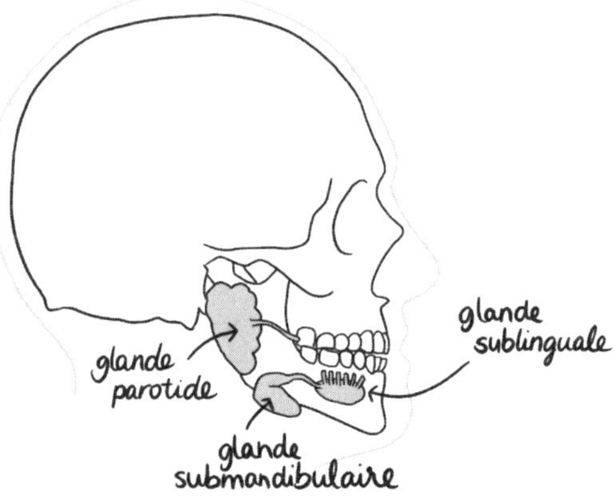

De nombreuses fonctions

La salive assure plusieurs rôles importants :

- **Elle participe activement à la digestion des aliments.** Lorsque l'on mastique, elle humidifie les aliments et se mêle avec eux pour former ce que l'on appelle le « bol alimentaire ». On peut ainsi mieux avaler les aliments et les faire glisser dans l'œsophage sans risque de s'étouffer. La salive contient par ailleurs des enzymes qui permettent de transformer certains composants des aliments, notamment l'amidon, assurant ainsi une prédigestion. Enfin, elle active des bourgeons gustatifs sur notre palais, qui nous permettent de mieux percevoir le goût des aliments. Avez-vous remarqué que, quand vous avez la bouche sèche, votre repas vous semble moins savoureux ?

- **Elle nous permet de bien articuler,** en assurant une bonne lubrification de la bouche (langue, gencives, muqueuses et dents). La preuve : les orateurs ont souvent besoin d'une pause pour boire un verre d'eau lorsqu'ils prononcent un discours. Si nous avions la bouche totalement sèche, nous serions incapables d'émettre des sons.

- **Elle possède des propriétés antibactériennes** qui permettent de défendre la bouche contre les agressions extérieures. Ces propriétés s'expliquent par la présence d'anticorps naturels qui vont éviter la prolifération des bactéries et des microbes dans notre bouche. Certaines protéines de la salive sont même capables d'inhiber certains virus. Les propriétés antibactériennes de la salive s'expliquent aussi par le fait que la salive permet de réguler le pH de la bouche. Le pH, c'est le potentiel hydrogène, une mesure de l'acidité ou de l'alcalinité. Quand vous consommez des aliments, le pH de votre bouche devient acide, ce qui favorise le développement de bactéries, et donc l'apparition de caries.

- **Elle protège l'émail dentaire** grâce aux oligo-éléments qu'elle contient, qui viennent ainsi réparer les microdégâts causés par les attaques acides.

La salive, mieux que la morphine !

Au début des années 2000, une équipe de chercheurs français de l'Institut Pasteur a isolé dans la salive un composé aux pouvoirs extraordinaires : l'opiorphine. Son dérivé, le STR-324, aurait un effet antidouleur aussi puissant – voire plus – que la morphine*. Ainsi, 1 mg d'opiorphine par kilo était aussi efficace que 3 à 6 mg de morphine par kilo. Elle agit en empêchant certaines enzymes de dégrader les enképhalines, des neurotransmetteurs analgésiques qui sont normalement dégradés quelques secondes après leur production.

Des essais menés chez le rat ont montré son efficacité sur les douleurs aiguës physiques ou inflammatoires. Ce composé aurait aussi un avantage important : l'absence de phénomène d'addiction. Une autre équipe de chercheurs français a, elle, démontré un effet antidépresseur de cette substance.

Manque de salive = risque de caries

Vous l'aurez compris : une production suffisante de salive est nécessaire pour une bonne santé globale, notamment digestive et bucco-dentaire. Le problème est que de nombreuses personnes souffrent d'un manque de salive (on appelle cela la xérostomie ou l'hyposialie). Cela se manifeste par une sensation persistante de bouche sèche, qui ne s'améliore pas, même en buvant de l'eau. Il faut savoir qu'un grand nombre de médicaments, dont ceux pour traiter le rhume des foins,

* P. Sitbon *et al.*, « STR-324, a Stable Analog of Opiorphin, Causes Analgesia in Postoperative Pain by Activating Endogenous Opioid Receptor-dependent Pathways », *Anesthesiology*, 2016.

l'hypertension ou encore la dépression, peuvent provoquer cette sensation de bouche sèche.

Ce phénomène peut aussi être causé par diverses conditions telles que certaines maladies (comme le syndrome de Gougerot-Sjögren qui entraîne une sécheresse buccale chronique et affecte jusqu'à 3 % de la population), le tabagisme, des déséquilibres hormonaux comme la ménopause, la déshydratation due à des fièvres, des vomissements ou une transpiration excessive, la malnutrition, et d'autres facteurs similaires. La production salivaire diminue également avec l'âge. Sur le plan bucco-dentaire, la xérostomie augmente le risque d'infections buccales, et notamment de caries. Sans oublier les problèmes de mauvaise haleine. Il existe heureusement des solutions pour stimuler sa production de salive.

Le taux de clairance : quèsaco ?

Il existe aujourd'hui des paramètres spécifiques pour qualifier la salive. Ainsi, le taux de clairance permet de définir la quantité moyenne de salive produite. C'est un aspect important à prendre en compte dans la prévention des caries et des maladies gingivales. En effet, un taux de clairance faible entraîne une chute du pH de la salive, ce qui a un effet néfaste sur les dents. À l'inverse, plus le flux de salive est élevé, plus les dents sont protégées grâce à la plus grande concentration de calcium, de phosphates et de bicarbonates organiques présents dedans. D'ailleurs, lors des séances de prophylaxie (prévention), mes assistantes sont chargées d'estimer ce taux, afin de bien analyser les besoins des patients.

Manque de salive : les signes d'alerte

- ⚠ Vous avez la sensation que la muqueuse de votre bouche est sèche et collante.
- ⚠ Vous avez la gorge sèche et/ou vous avez mal à la gorge.
- ⚠ Vous avez souvent soif.
- ⚠ Vous avez la langue sèche et rouge, éventuellement accompagnée d'une sensation de brûlure ou de picotement.
- ⚠ Vous avez mauvaise haleine.
- ⚠ Vous avez du mal à parler.
- ⚠ Vous avez du mal à avaler les aliments.
- ⚠ Vous avez des troubles du goût.
- ⚠ Vous avez de petites plaies dans la bouche ou sur les lèvres.

FICHE PRATIQUE

Comment stimuler sa production de salive ?

Règle n° 1 : buvez régulièrement de l'eau pour humidifier votre bouche.

Règle n° 2 : arrêtez de fumer. Le tabac dessèche la bouche.

Règle n° 3 : évitez de consommer des aliments trop épicés. Limitez la caféine et l'alcool, qui déshydratent.

Règle n° 4 : sucez un bonbon (sans sucre de préférence) ou mâchez un chewing-gum (sans sucre de préférence), car la succion et la mastication stimulent la salivation.

Règle n° 5 : essayez de respirer par le nez plutôt que par la bouche, pour éviter qu'elle ne se dessèche. C'est d'ailleurs pour cela que les personnes qui respirent ou dorment la bouche ouverte ont un risque de caries accru.

Règle n° 6 : utilisez un humidificateur dans votre chambre si nécessaire.

Règle n° 7 : si besoin, vous pouvez utiliser des substituts salivaires. Il existe notamment des pastilles qui se fixent aux gencives et qui vont stimuler les glandes salivaires en diffusant de manière lente un édulcorant naturel.

Règle n° 8 : votre médecin peut également vous prescrire des médicaments à prendre par voie orale qui stimulent la salivation.

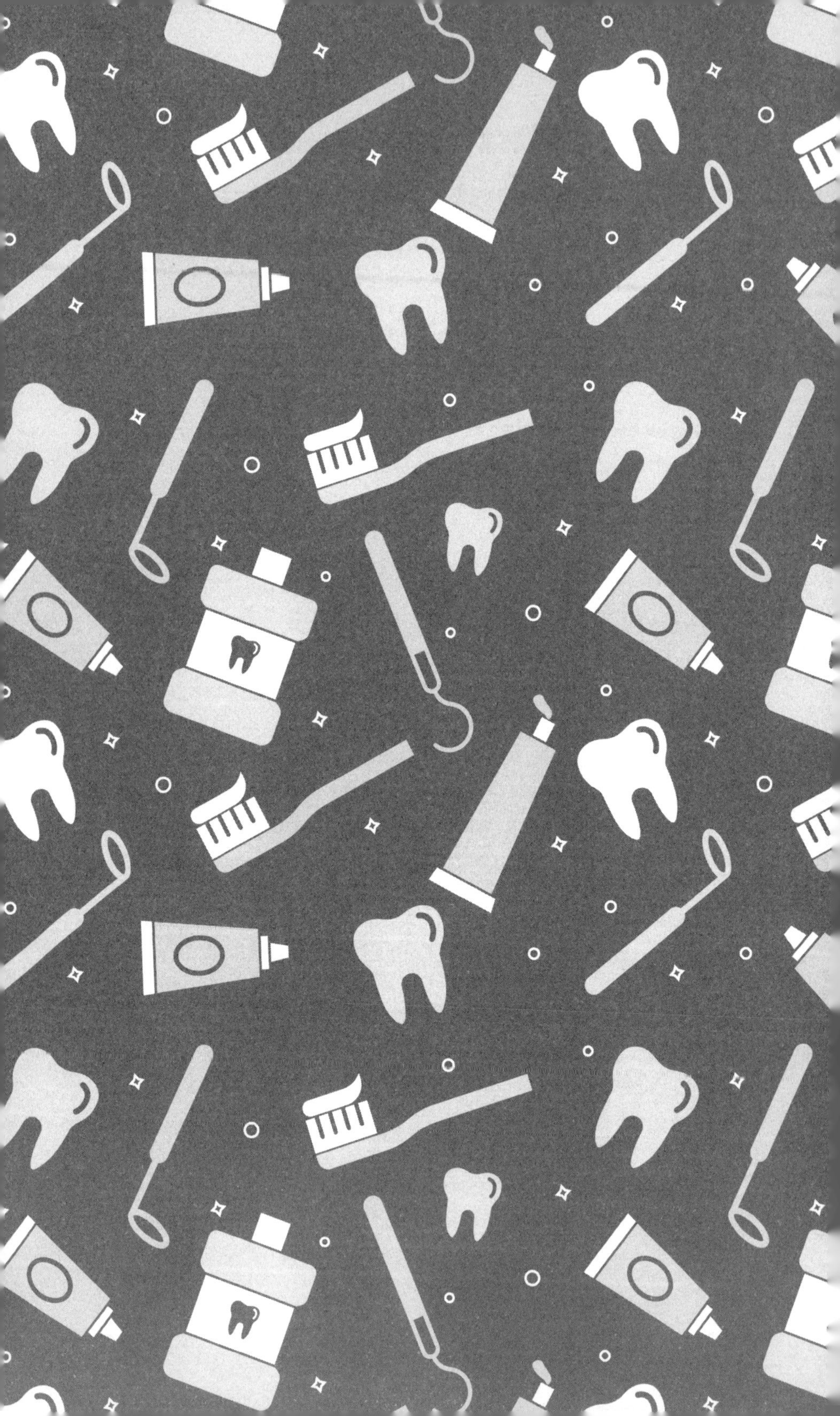

CHAPITRE 17

De grandes sensibles

Vous ne supportez pas de vous rincer la bouche à l'eau froide ou de boire une boisson chaude ? Parfois même, rien que le fait de vous brosser les dents provoque une sensation de décharge électrique ? Pas de doute : vous souffrez d'hypersensibilité dentaire, ou plutôt dentinaire. Petites explications (et je vous livre aussi quelques solutions efficaces pour ne plus en souffrir !).

En effet, l'hypersensibilité ne concerne pas la dent dans son ensemble, mais la dentine, qui est la couche située juste en dessous de l'émail *(voir aussi p. 33)*. On parle aussi d'hyperesthésie dentinaire.

Cette hypersensibilité se manifeste par des douleurs brèves et aiguës, comme une décharge électrique, sur une ou plusieurs dents. Elle peut se produire au contact d'une boisson froide (ou, bien sûr, d'une glace) ou, au contraire, chaude, d'aliments très sucrés ou acides (comme le citron, par exemple). Quelquefois, une simple inspiration d'air ou un simple effleurement des dents, comme lors du brossage, peuvent créer des douleurs !

Ce phénomène est souvent le signe que la dentine, normalement protégée, ne l'est plus aussi bien : elle est exposée et les tubulis dentinaires (passages qui transmettent les informations, comme le chaud ou le froid, directement au nerf de la dent) sont ouverts. Cela peut s'expliquer par le fait que l'émail, la couche dure qui recouvre la dent, est usé. Comme je vous l'expliquais, l'émail est une matière à la fois solide et fragile, et différents facteurs peuvent l'endommager : consommation excessive d'aliments et/ou de boissons acides (agrumes, jus de fruits, sodas...). Un brossage des dents trop violent, mais aussi le fait de grincer des dents (ce que l'on appelle « bruxisme », *voir aussi p. 145)* ou de se ronger les ongles est aussi en cause.

Autre facteur possible de l'hypersensibilité dentinaire : la rétractation de la gencive qui laisse alors apparaître le cément (la fiche couche de tissu qui recouvre la dentine au niveau de la racine). Cela peut être dû à l'âge, à un brossage trop violent, à une maladie parodontale ou à une malposition dentaire.

À noter ! Certains soins dentaires, comme un détartrage, un éclaircissement ou encore la pose d'un appareil dentaire, peuvent entraîner l'apparition d'une hypersensibilité. Mais celle-ci est passagère, et elle s'estompera naturellement en quelques jours.

FICHE PRATIQUE

Comment prévenir l'hypersensibilité dentaire ?

Règle n° 1 : ne vous brossez pas les dents tout de suite après le repas. Attendez entre trente et soixante minutes *(voir aussi p. 248)*.

Règle n° 2 : utilisez une brosse à dents à poils souples (surtout pas de poils durs !), et brossez vos dents en utilisant la technique du rouleau *(voir p. 246)*, sans appuyer trop fort.

Règle n° 3 : évitez de consommer des aliments acides (citron, sodas...).

Règle n° 4 : mâchez des chewing-gums sans sucre pour augmenter votre débit salivaire.

Règle n° 5 : utilisez des dentifrices, gels ou bains de bouche désensibilisants. Ils agissent en obturant les tubulis dentinaires grâce à des agents chimiques, et en bloquant le message nerveux douloureux. Demandez conseil à votre dentiste. Celui-ci peut aussi vous proposer un soin désensibilisant en cabinet.

Règle n° 6 : en dernier recours, votre dentiste pourra vous proposer la pose de résine composite sur les collets dentaires, une greffe de gencive pour recouvrir la racine dénudée ou dévitaliser la dent, si les douleurs sont vraiment trop importantes.

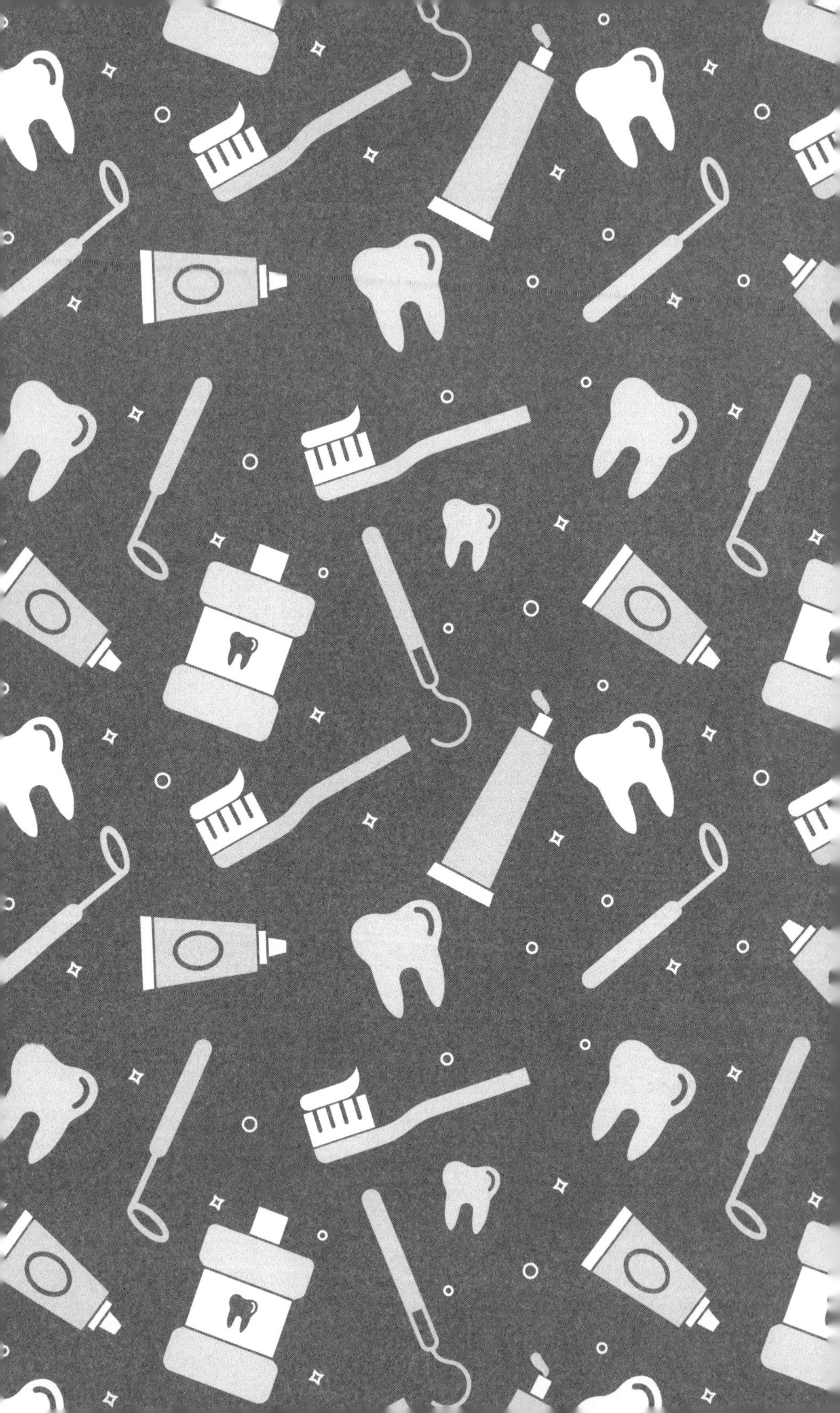

CHAPITRE 18

Vos dents ne sont pas des couteaux suisses

Certaines personnes ont l'habitude d'utiliser leurs dents comme coupe-ongles ou, pire encore, comme décapsuleur. Autant vous dire que ce n'est pas du tout une bonne idée ! Je vous explique pourquoi.

L'onychophagie (le fait de se ronger les ongles) n'est pas seulement un problème d'ordre esthétique, c'est aussi une vraie problématique pour vos dents. En effet, en coupant vos ongles avec le bout de vos dents, vous exercez des pressions vives et répétées sur ces dernières, ce qui peut provoquer des microtraumatismes qui, à la longue, vont endommager l'émail. Si vous portez un appareil orthodontique, c'est aussi une très mauvaise habitude, car cela peut entraîner le décollement des attaches. Par ailleurs, le fait de se ronger les ongles va solliciter l'articulation temporo-mandibulaire, occasionnant des douleurs, des tensions, de l'inflammation, et même des problèmes pour mâcher ou bien fermer les mâchoires. Et je ne vous parle même pas des tas de bactéries qui se logent sous vos ongles et qui se retrouvent dans votre bouche. Si vous me suivez sur mes réseaux sociaux, vous savez que j'ai une vraie aversion pour cette crasse sous-ongulaire (pour parler poliment)...

Avec les stylos et autres crayons que vous mâchouillez sans arrêt, même combat. C'est une mauvaise habitude qu'il vaut mieux oublier !

Et en pratique, comment faire ?

Contre l'onychophagie et le mâchouillage intempestif, la première chose à faire est d'en prendre conscience. Car, bien souvent, ces gestes sont des réflexes automatiques que l'on fait sans même y penser, généralement parce que l'on est stressé ou anxieux, voire parce que l'on s'ennuie. D'où l'importance de trouver d'autres moyens de gérer son stress ou de s'occuper les mains, et la tête ! Contre l'onychophagie, le vernis amer a aussi fait ses preuves, surtout chez les enfants. Une autre astuce consiste à se couper les ongles très court. Ainsi, vous n'aurez rien à ronger.

Enfin, perdez aussi cette très mauvaise habitude de décapsuler vos bouteilles de bière, de dévisser les bouchons ou de percer les emballages en plastique avec vos dents. Elles ne sont absolument pas faites pour cela, et vous risquez de les endommager en provoquant des fissures.

On évite aussi… de croquer des glaçons !

Bien sûr, les glaçons, ce n'est que de l'eau… Mais c'est de l'eau dure. Or, mâcher des substances aussi dures fragilise à la longue votre émail. Alors, les glaçons, c'est dans le verre, et pas dans la bouche. J'ai d'ailleurs déjà dû enlever quelques dents à cause de cette mauvaise habitude…

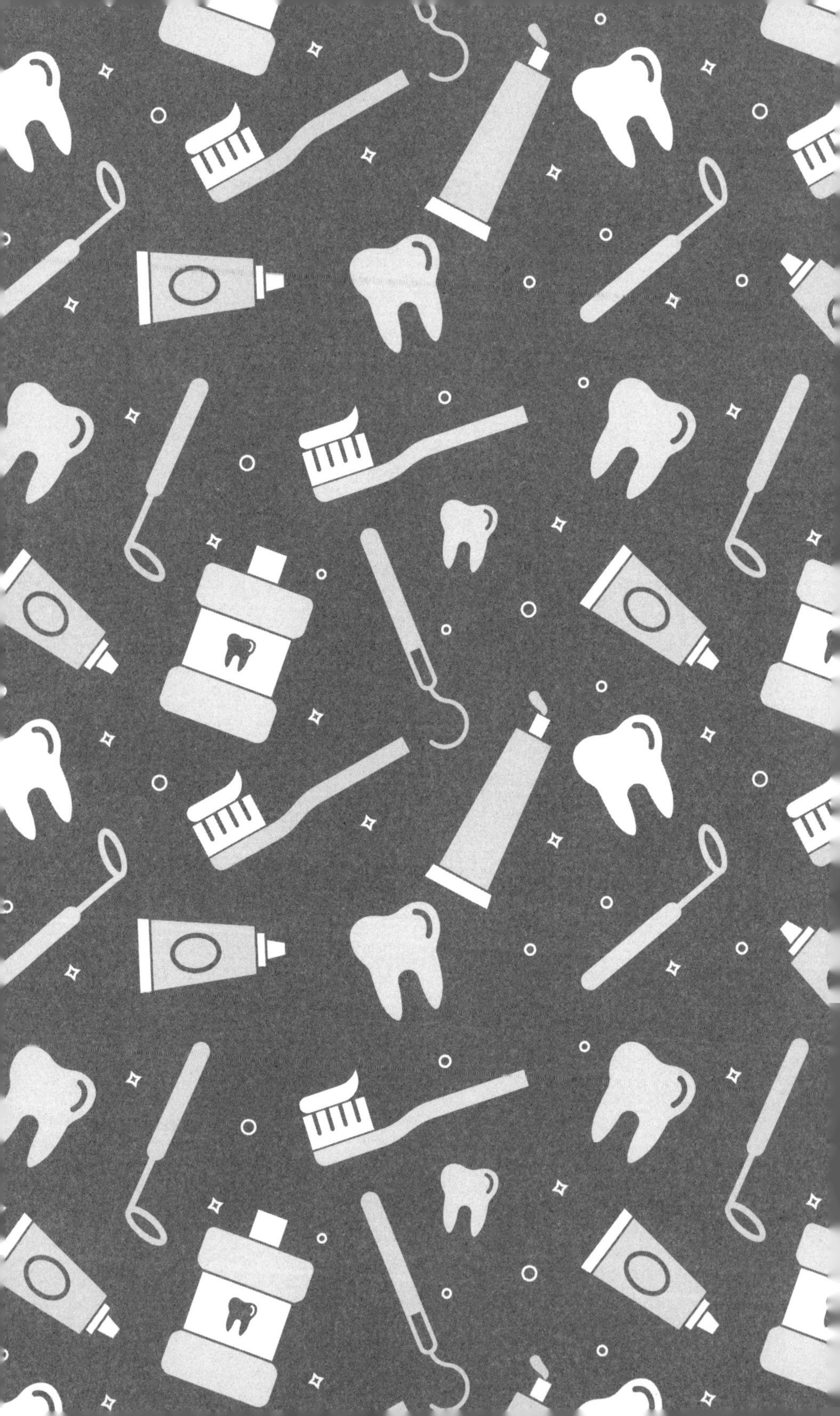

CHAPITRE 19

Qu'est-ce qui nous fait grincer des dents ?

Dans la vie, nous avons tous des bonnes raisons de grincer des dents, au sens figuré d'être agacé… Mais le grincement des dents est aussi une réalité médicale, que l'on appelle « bruxisme ». Et c'est un trouble qui ne doit pas être pris à la légère, car il peut créer de vrais problèmes pour la santé.

Le bruxisme est un trouble beaucoup plus courant qu'on le croit. Ainsi, on estime qu'environ un tiers des adultes souffre de bruxisme éveillé et un sur dix de bruxisme nocturne, autrement appelé « bruxisme du sommeil ».

Les spécialistes distinguent même plusieurs types de bruxismes, en fonction des mouvements effectués par les mâchoires.

- Le serrement de mâchoires, aussi appelé *clinching*.

- Le grincement de dents proprement, ou *grinding*. Il est considéré comme le plus nocif, car il va petit à petit « limer » les dents.

- Le tapotement, ou *taping*. Il consiste en une série de claquements de dents brefs.

- Enfin, il faut également ajouter le balancement, ou *jiggling*, qui comprend des mouvements des dents d'avant en arrière.

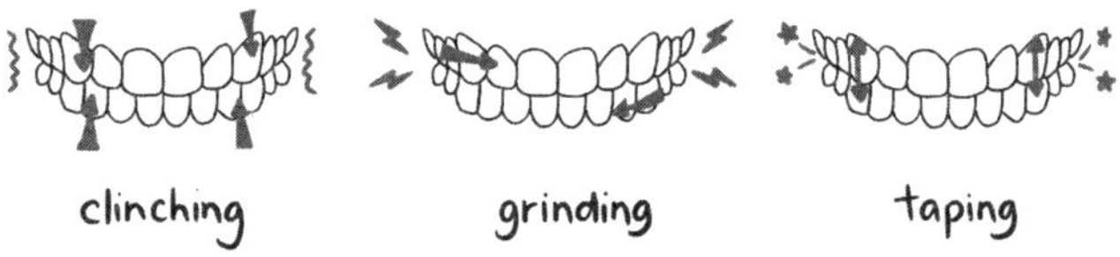

C'est un trouble qu'il faut prendre en compte car, à la longue, il peut entraîner une abrasion des dents, un recul des gencives, des douleurs au niveau de la mâchoire, ainsi que des maux de tête et des acouphènes (car les muscles de la mâchoire et de l'oreille interne sont innervés par le même nerf). Le problème est que ce trouble passe souvent inaperçu.

Causes et solutions

La cause première du bruxisme, c'est bien sûr le stress et l'anxiété. L'expression « serrer les dents » prend ici tout son sens ! La consommation de tabac, d'alcool et de caféine a tendance à accentuer le phénomène. L'usage de certains médicaments, et notamment les antidépresseurs, pourrait également être en cause.

Il n'existe pas, à l'heure actuelle, de traitement miracle contre le bruxisme. En revanche, quelques méthodes peuvent aider : c'est par exemple le cas de l'ostéopathie spécialisée, de l'hypnose ou encore des injections de toxine botulique (à faire chez un médecin spécialisé, dans certains cas bien précis). Certaines pratiques de gestion du stress peuvent également permettre de canaliser son anxiété et d'aider à se détendre : sophrologie, méditation, yoga… Pour protéger les dents, le dentiste peut proposer le port d'une gouttière (ou « plaque occlusale »), qui doit être portée toute la nuit. Il est également possible de se tourner vers une méthode appelée *biofeedback*. Elle repose sur le port de capteurs sur le visage, afin de prendre conscience et de contrôler peu à peu les mouvements de grincements de dents.

Bruxisme : les signes d'alerte

- ⚠ Vous souffrez de douleurs inexpliquées dans la mâchoire ou au niveau des dents.
- ⚠ Vous souffrez de maux de tête, d'acouphènes ou de vertiges.
- ⚠ Vous avez régulièrement mal aux oreilles.
- ⚠ Vous avez des dents fracturées ou qui bougent.
- ⚠ La surface de vos dents (la face occlusale, c'est-à-dire le dessus des dents) est lisse ou abîmée.

⚠ Ces symptômes se manifestent principalement au réveil.

CHAPITRE 20

On rentre dans le rang !

Si je vous demande de serrer les mâchoires, est-ce que vos molaires du haut entrent bien en contact avec celles du bas ? Est-ce que vos incisives du haut passent légèrement devant et par-dessus vos incisives du bas ? Si oui, *a priori* tout va bien, vous avez une bonne mise en occlusion. Si non, attention à la malocclusion dentaire, qui ne doit pas être prise à la légère. Car les dents mal alignées, ce n'est pas qu'un problème esthétique.

On parle donc de malocclusion dentaire quand les deux arcades dentaires n'entrent pas bien en contact. Les malocclusions sont rangées en trois catégories :

- **Catégorie 1** : c'est le type de malocclusion le plus commun. Les signes indicateurs sont nombreux et divers. La relation entre les molaires des arcades supérieure (maxillaire) et inférieure (mandibulaire) est normale. Cependant, les autres dents peuvent être affectées par différentes anomalies, comme des chevauchements, des rotations, des espaces, des asymétries, etc.

- **Catégorie 2** : les molaires mandibulaires sont trop en retrait par rapport aux maxillaires. Cette relation irrégulière est appelée « rétrognathie mandibulaire ». La cause de ce problème provient du fait que la mâchoire inférieure est trop reculée ou que le maxillaire supérieur est trop avancé.

- **Catégorie 3** : aussi appelée « prognathisme mandibulaire », c'est en quelque sorte l'inverse de la malocclusion de classe 2. Les molaires mandibulaires sont trop avancées, et donc la mâchoire inférieure est en avant.

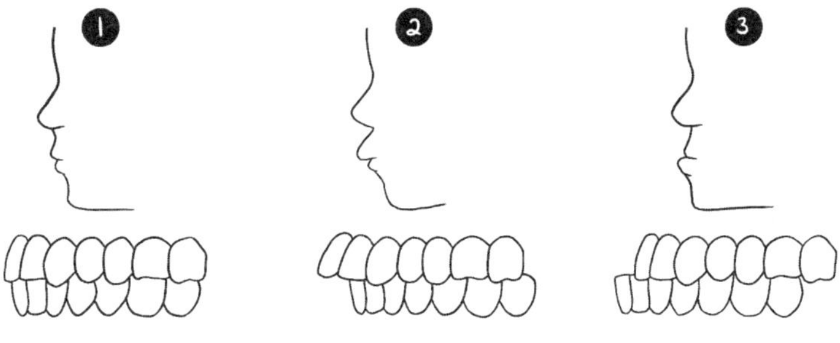

Il faut savoir que la plupart des cas de malocclusion dentaire sont héréditaires. Elles peuvent, par exemple, résulter de malformations osseuses et articulaires, d'un mauvais positionnement de la langue, etc. Mais d'autres facteurs peuvent également expliquer ces phénomènes, comme le fait de sucer son pouce, la perte prématurée d'une ou de plusieurs dents non remplacées (traumatisme, extraction dentaire...), le fait de se ronger les ongles ou encore le grincement des dents (le bruxisme).

Malocclusion dentaire : les signes d'alerte

- ⚠ Vous entendez des bruits de craquement articulaire lorsque vous ouvrez ou fermez la bouche.
- ⚠ Vous avez parfois mal quand vous ouvrez la bouche, et vous pouvez avoir l'impression de ne pas pouvoir ouvrir la bouche suffisamment.
- ⚠ Vous grincez des dents (bruxisme).
- ⚠ Vous souffrez de céphalées, de migraines, de troubles ORL (oreilles, nez, gorge), d'acouphènes ou de vertiges inexpliqués.

Mais alors, est-ce juste un problème esthétique ? Pas du tout ! En effet, une mauvaise fermeture des mâchoires peut occasionner de nombreux problèmes de santé bucco-dentaire, mais aussi des problèmes de santé plus généraux.

Au programme : problèmes de mastication donc potentiellement de transit, problème d'élocution ayant un impact sur la confiance en soi ainsi que des problèmes d'usures prématurées à l'origine de sensibilité dentaire. De plus, des dents aux reliefs accentués, ou mal positionnées, qui se chevauchent, retiennent plus facilement les débris alimentaires. Ces derniers sont alors plus difficilement nettoyables, ce qui favorise l'accumulation de la plaque dentaire et augmente le risque de caries et de maladies parodontales.

Un déséquilibre mandibulaire qui perdure peut également occasionner un déséquilibre de la posture tout entière. En effet, si vos dents sont mal alignées, cela peut avoir des répercussions sur la bonne position de votre crâne sur votre rachis, ce qui entraîne des douleurs au niveau des cervicales ou des épaules. Les troubles de l'occlusion peuvent engendrer des défauts de posture, avec pour conséquences des contractures ou des déchirures musculaires, des tendinites, des claquages… La malocclusion dentaire peut également provoquer des maux de tête, des migraines, des acouphènes… mais aussi des apnées du sommeil. Bref, n'attendez pas pour faire vérifier le bon alignement de vos dents !

CHAPITRE 21

Les gencives : support vital de nos dents

Vous avez sûrement déjà entendu parler des maladies parodontales : trois Français sur quatre en souffrent ! Ces pathologies touchent la gencive, le ligament alvéolo-dentaire et/ou l'os entourant la dent, atteints par une inflammation ou une infection. Il est important de les prévenir et de les soigner pour plusieurs raisons.

Comme je vous l'ai déjà expliqué, une fine pellicule invisible d'origine salivaire se dépose en permanence sur les dents et les gencives. Elle est très vite envahie par des bactéries et prend alors le nom de « plaque dentaire ». Ces microbes adhèrent aux dents et entre eux grâce à une substance collante qu'ils produisent à partir des aliments. Certains favorisent le développement des caries, d'autres sont responsables de pathologies gingivales. La stagnation de bactéries dans la plaque dentaire est à l'origine d'une réaction inflammatoire sur les gencives et l'os induisant, au fur et à mesure des mois et des années, leur destruction.

Les différents stades de la maladie parodontale

La gingivite

La gingivite est l'inflammation de la gencive, le tissu mou de couleur rose qui entoure les dents. C'est le premier stade des maladies parodontales : la gencive gonfle, devient rouge foncé et saigne au moindre contact. Cette pathologie commence à s'installer souvent vers l'âge de 30 ans, avec une évolution au départ très lente. Retenez qu'une gencive qui saigne est une gencive malade, même à la suite d'un simple brossage de dents. La gingivite est une affection fréquente (70 % de la population est concernée), souvent localisée entre deux dents. Elle peut s'étendre et même se généraliser. Prise en charge à temps, cette pathologie est réversible sans séquelles.

La parodontite

Sans traitement, la gingivite évolue vers un déchaussement des dents, appelé « parodontite », avec une perte irréversible de tissus autour des dents, pouvant à terme provoquer la perte des dents. La parodontite est la première cause de perte dentaire au-delà de 40 ans. À ce stade, cette pathologie ne pourra pas se guérir, mais elle pourra toutefois se stabiliser avec l'aide du chirurgien-dentiste et d'une hygiène quotidienne rigoureuse.

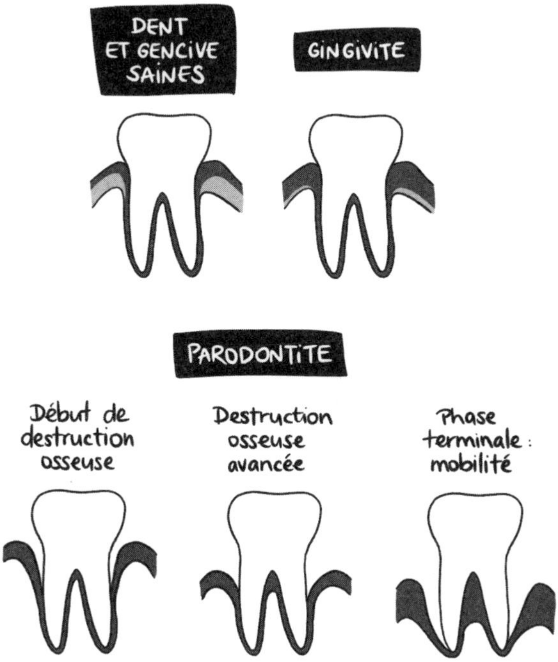

Et la péri-implantite ?

C'est la parodontite du patient porteur d'implant. En l'absence d'une bonne hygiène quotidienne (utilisation d'une brossette tous les jours !) et d'une maintenance implantaire tous les ans chez le dentiste, l'implant peut en effet rapidement devenir un mauvais investissement.

Rappel : ce n'est pas parce que vous avez des prothèses ou des couronnes que vous pouvez relâcher vos efforts sur votre hygiène bucco-dentaire. Au contraire, il faut encore plus être vigilant : une carie ou une infection peuvent vite s'infiltrer sous vos restaurations et causer des complications.

Les facteurs de risques

Les conditions de développement des maladies parodontales sont diverses :

- la présence de bactéries agressives ;
- l'absence de bactéries protectrices ;
- la défaillance de la réponse immunitaire induite par certains facteurs héréditaires et génétiques, le diabète, les dérèglements hormonaux, le stress*. Oui, vous avez bien lu : le stress est un facteur important dans l'évolution de la maladie parodontale, en raison de son effet immunosuppresseur. Sans réponse performante du système immunitaire, les bactéries agressives vont coloniser les tissus parodontaux et se multiplier beaucoup plus facilement. D'ailleurs, on observe une augmentation très significative des maladies parodontales depuis le confinement et « l'époque Covid », avec une vie quotidienne de plus en plus anxiogène !

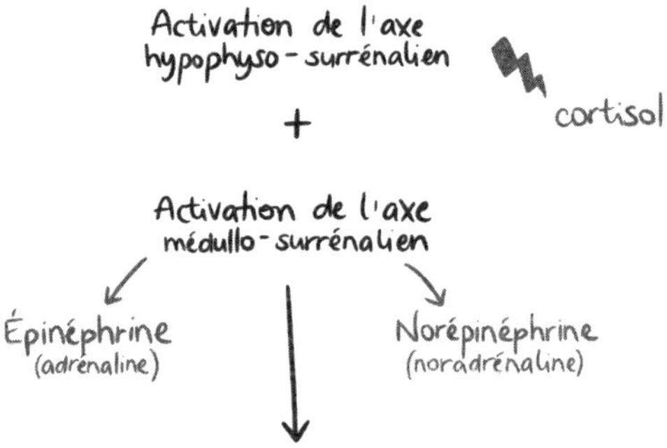

* S. S. Socransky et A. D. Haffajee, « Periodontal microbial ecology », *Periodontol*, 2000.

- le tabac : il ne provoque pas la maladie parodontale mais l'aggrave, et empêche la bonne cicatrisation lors du traitement ;

- un environnement dento-gingival défavorable : bruxisme *(voir p. 145)*, restauration débordante, prothèse inadaptée, encombrement... Outre l'aspect esthétique, un bon alignement dentaire et une bonne occlusion permettent un nettoyage dentaire et interdentaire plus facile, et donc moins de risques de développer des problèmes. D'où l'importance de l'orthodontie *(voir aussi p. 149)*.

Pourquoi il ne faut jamais négliger les maladies parodontales

Comme je le développerai dans les pages qui suivent, les maladies parodontales sont en interrelation avec de nombreuses maladies générales. Elles compliquent, par exemple, la gestion de la glycémie chez les diabétiques et, à l'inverse, une glycémie élevée aggrave les maladies parodontales. Les risques de maladies cardiovasculaires sont aussi plus fréquents en présence d'une maladie parodontale non traitée. Par ailleurs, les femmes enceintes devraient consulter leur dentiste en début de grossesse. En effet, les changements hormonaux conduisent à un début ou à une aggravation de la maladie parodontale. En outre, cette dernière accroît la probabilité de naissance prématurée d'un bébé de faible poids *(voir aussi p. 171)*.

Le schéma suivant liste toutes les pathologies découlant du biofilm, des bactéries conditionnant les maladies parodontales*. Eh oui, ça fait peur !

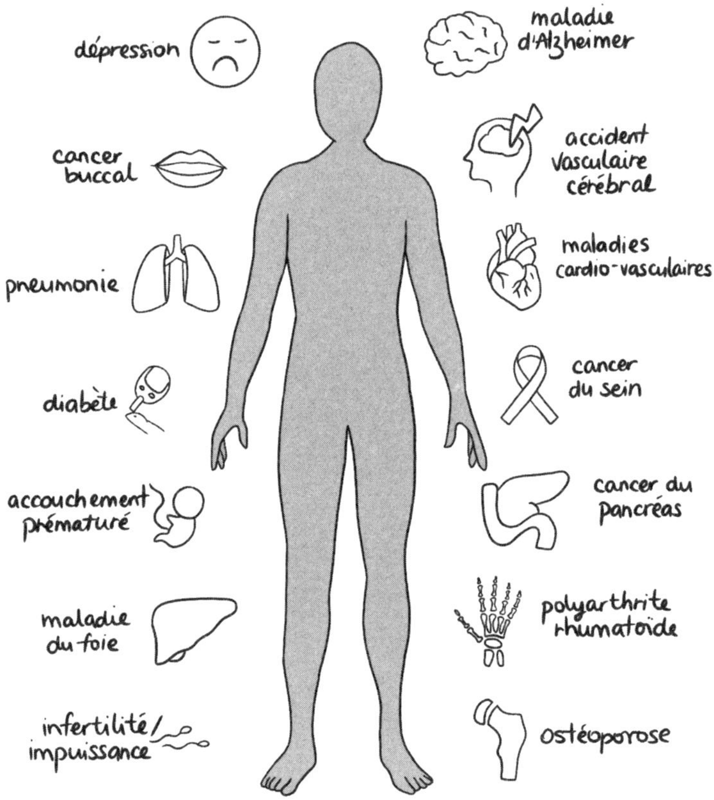

Conclusion : il est important de dépister au plus tôt une maladie parodontale pour préserver son capital dentaire, mais aussi pour en limiter l'impact au niveau de la santé. Et sachez

* I. Kimihiro *et al.*, « Association between periodontitis and the development of systemic diseases », Oral Biology and Dentistry, 2014.
J. Otomo *et al.*, « State of the science: chronic periodontitis and systemic health », *J. Evid. Based Dent. Pract.* 2012.

que l'on peut détecter ce biofilm à l'aide d'un révélateur de plaque dentaire *(voir p. 221)*.

Enfin, un simple détartrage ne suffit pas à traiter la majorité des maladies parodontales : une hygiène stricte est nécessaire, ainsi que des traitements plus approfondis faits par un chirurgien-dentiste formé à la parodontie ou, dans les cas plus complexes, par un spécialiste, le parodontiste. D'ailleurs, c'est certainement la branche de la chirurgie dentaire qui me passionne le plus, où j'ai récemment intégré l'utilisation du laser dans ma prise en charge.

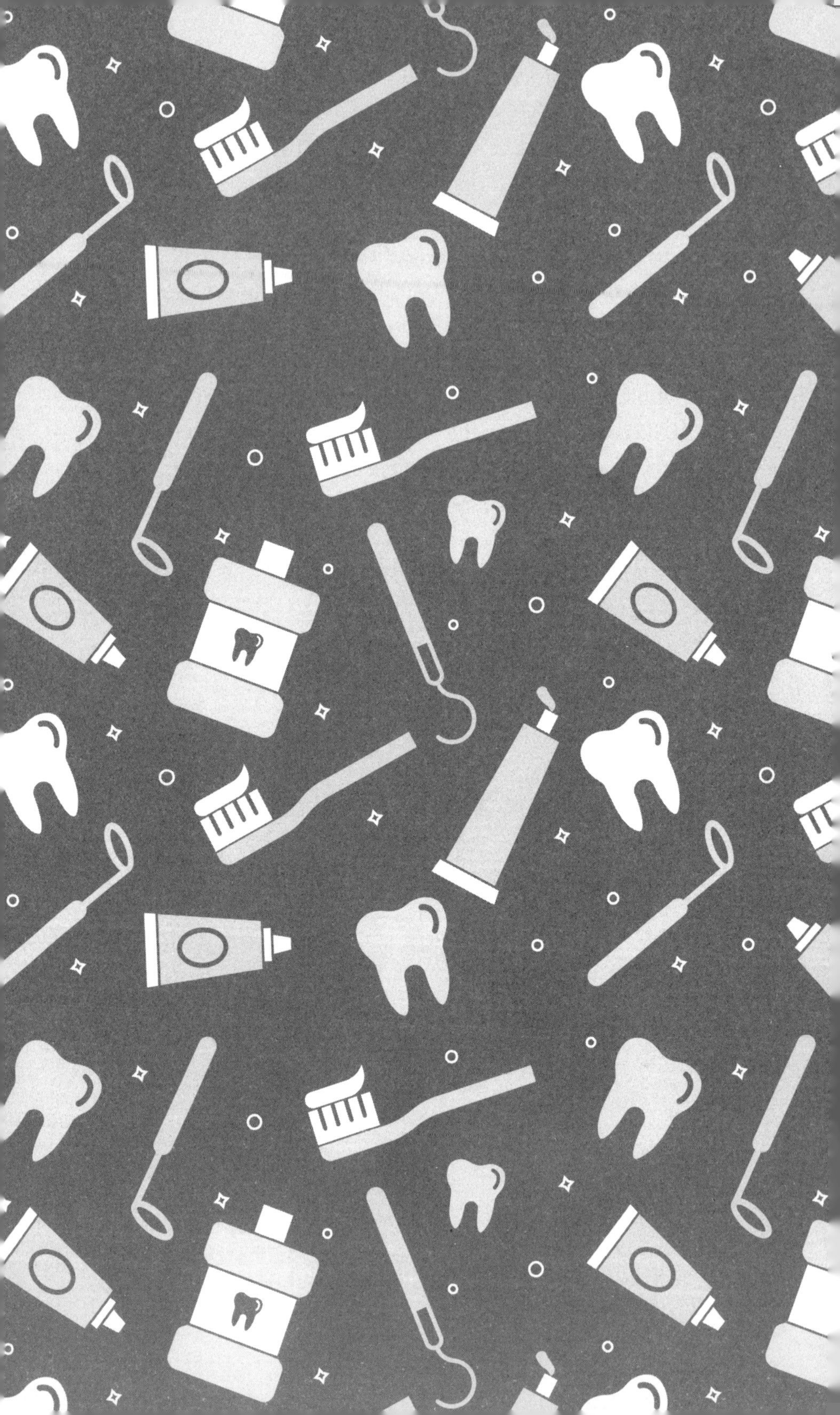

CHAPITRE 22

Tendinites, troubles cardiaques, Alzheimer... quel rapport avec les dents ?

On sait aujourd'hui que les douleurs articulaires, certaines pathologies intestinales ou cardiovasculaires, les allergies, de nombreuses maladies auto-immunes ou même la maladie d'Alzheimer peuvent commencer... dans la bouche, et donc dépendre de votre santé bucco-dentaire. Encore une bonne raison de nous rendre une petite visite, à nous, les dentistes !

Nos dents ne sont pas des éléments totalement à part de notre corps. Bien au contraire, elles sont avec tout notre organisme puisque, comme je vous l'expliquais plus haut, la pulpe dentaire est en lien direct avec la circulation sanguine. Ainsi, les bactéries et les molécules pro-inflammatoires qui se développent dans la bouche à l'occasion d'une carie ou d'une gingivite rejoignent la circulation sanguine, et peuvent ainsi répandre leurs méfaits un peu partout dans l'organisme...

Parmi les cas de figure possibles, citons les sinusites. Si vous en souffrez à répétition, il serait peut-être judicieux d'en parler à votre dentiste. En effet, les racines des molaires et des prémolaires de la mâchoire supérieure sont de proches voisines des sinus maxillaires. En cas de carie, la contamination bactérienne des sinus est alors possible.

Autre exemple : celui de la tendinite. Les bactéries et les toxines associées à la carie, une fois libérées dans la circulation sanguine, peuvent migrer vers les tendons, entraînant inflammation et douleurs. Des chercheurs avancent que les médiateurs de l'inflammation eux-mêmes (qui sont sécrétés en cas de maladie parodontale) pourraient aussi toucher les articulations. Ainsi, dans une étude, des scientifiques ont constaté que les personnes affectées par une maladie parodontale présentaient également un taux important de protéines citrullinées, qui déclenchent la surréaction des anticorps et expliquent les crises de polyarthrite rhumatoïde*.

Par ailleurs, les bactéries qui se développent dans la bouche peuvent accéder aux voies aériennes supérieures et provoquer une pneumonie ou aggraver une bronchopneumopathie chronique obstructive (BPCO). De nombreuses études ont également démontré que les germes infectieux qui se forment

---

* S. Kaur *et al.*, « Does periodontal treatment influence clinical and biochemical measures for rheumatoid arthritis? A systematic review and meta-analysis », *Semin Athritis Rheumatism*, 2014.

au niveau des gencives peuvent ensuite aller se fixer sur les parois des artères et favoriser la formation de plaques d'athérome (dépôts graisseux) qui, à long terme, peuvent boucher les artères et provoquer un infarctus.

Contre l'arthrose du genou, brossez-vous… les dents !

Dans le cadre d'une étude*, des chercheurs ont suivi une trentaine de personnes atteintes de douleurs articulaires au niveau du genou (arthrose ou polyarthrite rhumatoïde). En étudiant le liquide synovial entourant cette articulation, censé être stérile, ils ont découvert la présence de bactéries, dont certaines étaient identiques à celles présentes dans la bouche et causant une parodontite. En clair, certaines personnes avaient, dans l'articulation de leur genou, les mêmes bactéries pathogènes que dans leur bouche ! Les chercheurs en concluent que ces bactéries buccales ont migré vers leur genou. Ils ne prétendent pas que c'est la cause de leurs douleurs, mais avancent que ces bactéries buccales sont susceptibles d'aggraver leurs symptômes. Voilà pourquoi, en cas de pathologie articulaire, il est intéressant de consulter son dentiste, et pas seulement un rhumatologue.

* S. Témoin *et al.*, « Identification of Oral Bacterial DNA in Synovial Fluid of Patients With Arthritis With Native and Failed Prosthetic Joints », *Journal of Clinical Rheumatology*, 2012.

Pour la petite histoire, un jour, un kinésithérapeute m'a adressé un patient qui souffrait de tendinites régulières en lui disant : « Vous avez peut-être un problème dentaire... » Le patient, interloqué, lui a répondu qu'*a priori*, il n'avait pas mal aux dents, mais qu'il allait consulter au cas où... Résultats : une dent nécrosée/infectée et des gencives enflammées. Depuis que je l'ai soigné, il n'a plus eu de tendinite !

Des dents en bonne santé = un cerveau en bonne santé

On sait aussi aujourd'hui que les maladies parodontales peuvent également affecter le cerveau, et même être un facteur de risque de la maladie d'Alzheimer. Des chercheurs* ont ainsi suivi près de 170 personnes, âgées en moyenne de 67 ans, pendant quatre années. Aucune de ces personnes ne présentait de troubles de la mémoire au début de la phase de suivi. Pendant les quatre années de l'étude, les volontaires ont effectué régulièrement des examens dentaires et des IRM, afin de mesurer le volume de leur hippocampe, une zone du cerveau impliquée dans la pensée et la mémoire. Les chercheurs ont finalement découvert que les personnes qui étaient atteintes de maladies des gencives présentaient également un rétrécissement de l'hippocampe. Mais il y a une petite subtilité : quand la maladie est légère, le taux

* S. Yamaguchi *et al.*, « Associations of Dental Health With the Progression of Hippocampal Atrophy in Community-Dwelling Individuals: The Ohasama Study », *Neurology*, 2023.

d'atrophie de l'hippocampe est d'autant plus rapide que la personne a moins de dents. En revanche, lorsque la maladie parodontale est sévère, l'atrophie de l'hippocampe est d'autant plus rapide que la personne a plus de dents. En d'autres termes, la conservation des dents est bénéfique en cas de maladie parodontale légère, mais délétère en cas de parodontite sévère non traitée.

Les scientifiques ont même quantifié ce vieillissement. Selon eux, une dent de moins équivaudrait à un an de vieillissement cérébral pour les maladies des gencives légères. En cas d'infection sévère non traitée, en revanche, une dent de plus correspondrait à un an et quatre mois de vieillissement cérébral.

Ce qu'il faut retenir de cette étude, c'est qu'il est important de préserver ses dents tout au long de sa vie, grâce à des visites régulières chez le dentiste, afin d'agir dès les premiers signes de maladies parodontales. En effet, la maladie parodontale est dite « silencieuse », c'est-à-dire qu'elle évolue alors que vous ne ressentez aucune douleur.

Connaissez-vous la gingipaïne ?

Dans une autre étude internationale menée par Cortexyme, laboratoire pharmaceutique californien spécialiste de la lutte contre Alzheimer, et publiée dans *Science Advances**, des chercheurs ont montré que *Porphyromonas gingivalis*, une bactérie associée communément à la gingivite ou à la parodontite *(voir p. 154)*, libère une enzyme, la gingipaïne, responsable de l'inflammation des gencives. Or, cette enzyme passerait par la circulation sanguine via des petits vaisseaux de la bouche et irait se déposer dans le cerveau. Retrouvée en grande quantité dans le cerveau des sujets infectés, cette substance provoquerait notamment une inflammation de la zone responsable de la mémoire, l'hippocampe.

Et ça fonctionne aussi dans l'autre sens !

Le lien entre la santé générale et la santé bucco-dentaire fonctionne aussi dans l'autre sens. Ainsi, le fait de souffrir d'obésité, de diabète ou d'hypertension, par exemple, peut avoir un impact important sur la santé de vos dents et de vos gencives.

---

* S. S. Dominy *et al.*, « Porphyromonas gingivalis in Alzheimer's disease brains: Evidence for disease causation and treatment with small-molecule inhibitors », *Sci. Adv.* 2019.

Des découvertes récentes avancent qu'il pourrait aussi y avoir un lien très étroit entre l'obésité et une mauvaise santé bucco-dentaire*. Ainsi, en raison de son action pro-inflammatoire, le tissu adipeux en excès altérerait la qualité et la quantité de la salive. Des études ont ainsi mis en évidence une diminution significative de la production de salive chez les personnes atteintes d'obésité. Cette diminution serait même proportionnelle à l'IMC (indice de masse corporelle). Or, comme je vous l'ai expliqué plus haut *(voir p. 129)*, la salive joue un rôle clé dans la prévention des pathologies bucco-dentaires. De manière générale, l'accumulation de tissu adipeux génère une inflammation systémique chronique qui est dangereuse pour l'organisme et s'associe à celles générées par d'autres maladies inflammatoires chroniques dont la maladie parodontale. Rappelons que l'obésité est le principal facteur de risque du diabète (en lien étroit avec la maladie parodontale).

Autre exemple : celui de l'hypertension. Cette pathologie entraîne des changements dans la microcirculation qui vont impacter les tissus parodontaux, créant des conditions favorables au développement d'une maladie parodontale.

---

* M. Hayashi *et al.*, « Real-world evidence of the impact of obesity on residual teeth in the Japanese population: A cross-sectional study », *PLoS One*, 2022.

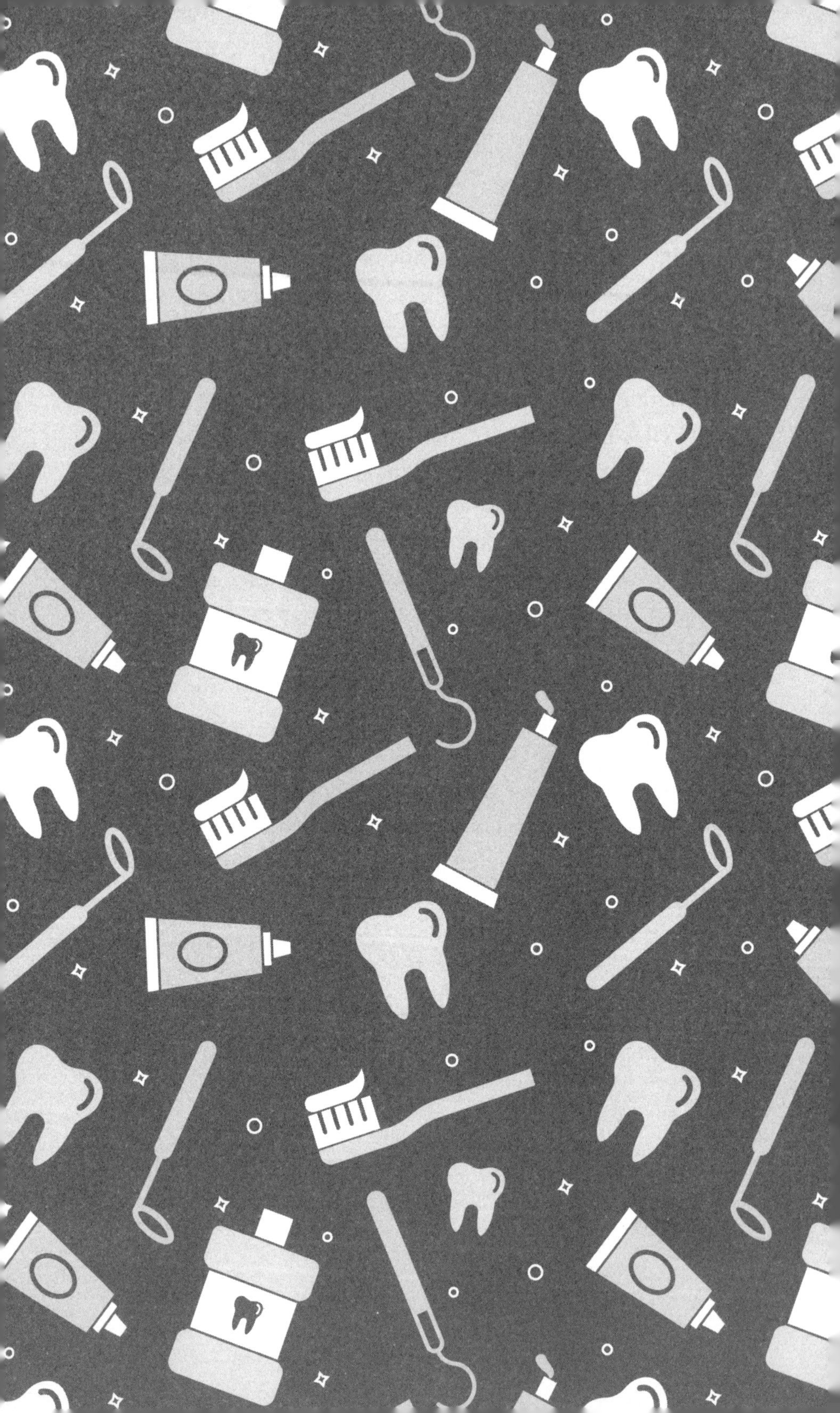

CHAPITRE 23

Un bébé = une dent (en moins) ?

Vous connaissez peut-être ce dicton populaire qui sous-entend qu'à chaque grossesse, une future maman perd une dent... parce que son bébé puiserait dans ses réserves de calcium. Rassurez-vous : ce n'est pas vrai ! En revanche, la grossesse est une période où il faut effectivement redoubler d'attention et de vigilance pour ses dents.

Pendant la grossesse, les modifications hormonales, cardio-vasculaires et immunologiques, ainsi que les changements éventuels dans les habitudes alimentaires (avec, parfois, davantage de grignotages, et une plus grande consommation de produits sucrés) constituent autant de causes de risques nouveaux pour les dents des futures mamans. Ces différents facteurs provoquent une augmentation de l'acidité buccale, une hypersalivation et une baisse des défenses immunitaires. Résultat : une augmentation des risques de certaines pathologies buccales.

D'où l'importance de consulter son dentiste dès l'annonce de la grossesse. Les femmes enceintes bénéficient d'ailleurs d'un examen de prévention bucco-dentaire pris en charge à 100 % (hors dépassements d'honoraires) par la Sécurité sociale. Celui-ci doit être réalisé entre le quatrième mois de grossesse et le douzième jour après l'accouchement. Il comprend une anamnèse, un examen bucco-dentaire et une action de prévention et d'éducation sanitaire pour la femme et le futur enfant. Il peut être complété, si nécessaire, par des radiographies intrabuccales et l'établissement d'un programme de soins. Quand vous allez chez votre dentiste pour le réaliser, pensez à prendre le formulaire adapté envoyé par votre caisse de Sécurité sociale, afin de bénéficier de la dispense d'avance de frais.

Gingivite gravidique et caries

Sur le plan dentaire, les principaux risques pendant la grossesse sont la gingivite gravidique et les caries.

La gingivite gravidique (gravidique voulant dire « pendant la grossesse », rien à voir avec le mot « grave », rassurez-vous !) apparaît généralement au deuxième ou au troisième mois de grossesse. C'est une affection très fréquente. En raison du nouvel équilibre hormonal, les muqueuses sont plus sensibles aux agressions bactériennes. Il faut en effet savoir que le tissu gingival possède des récepteurs aux hormones stéroïdes. Pendant la grossesse, la forte augmentation hormonale (œstrogène et progestérone) s'accompagne d'une augmentation de la perméabilité des capillaires du tissu de soutien de la dent, ce qui augmente le risque d'œdème et d'inflammation de la gencive qui, en l'absence d'hygiène stricte, favorise la survenue de cette gingivite. D'autant plus si l'inflammation était déjà présente. D'où l'importance même de faire un bilan dentaire complet avant de tomber enceinte, dès le projet de bébé ! Cela permettra d'effectuer les soins nécessaires avant la grossesse, même si la plupart des soins dentaires peuvent bien sûr être réalisés pendant ces neuf mois. En l'absence de soins adaptés, la gingivite gravidique peut évoluer vers la parodontite, une destruction irréversible et secondaire du tissu de soutien de la dent. *(Comme vous l'avez vu p. 154.)*

Les caries. Pendant la grossesse, les caries peuvent, elles aussi être plus fréquentes. En cause, les changements d'habitudes alimentaires et les grignotages, qui portent souvent sur des aliments sucrés. Autre facteur important chez certaines femmes enceintes : les vomissements dus aux nausées matinales exposent les dents à l'acide gastrique, ce qui les déminéralise progressivement et augmente ainsi le risque de caries et d'érosion dentaire. Pour éviter cela, pensez à vous rincer immédiatement la bouche après avoir vomi. Après le rinçage, attendez au moins trente minutes avant de vous brosser les dents.

Un risque d'accouchement prématuré plus élevé ?

Comme je l'évoquais un peu plus haut *(voir p. 170)*, les femmes enceintes devraient toutes consulter leur dentiste en début de grossesse. Différentes études se sont en effet penchées sur le lien entre les maladies parodontales et le risque d'accouchement prématuré (qui représente 6 % des naissances en France !), de faible poids de naissance et de pré-éclampsie (une pathologie de grossesse qui se caractérise par une élévation de la pression artérielle et qui peut causer une naissance prématurée et des retards de croissance intra-utérine).

En ce qui concerne le risque d'accouchement prématuré, les résultats sont, dans l'ensemble, assez contradictoires, certaines études faisant un lien direct, et d'autres étant plus nuancées, pour des raisons diverses. Comme le souligne un article*, il n'existe aujourd'hui aucun consensus international permettant de définir précisément la maladie parodontale et ses différents stades. Par ailleurs, la prématurité dépend de nombreux facteurs socio-économiques, ethniques et environnementaux (dénutrition, alcoolo-tabagisme, infection de l'appareil génital supérieur) : difficile donc d'isoler juste la santé dentaire de la maman dans la survenue d'un accouchement prématuré.

Ce qui est sûr, c'est que, pendant la grossesse, les bactéries salivaires progestérone-dépendantes – rendues plus « agressives » du fait de la grossesse – sont responsables d'une synthèse accrue locale de médiateurs de l'inflammation, qui peuvent jouer secondairement un rôle dans le déclenchement d'un travail prématuré. De plus, il existe une possibilité de transmission materno-fœtale des agents bactériens d'origine orale, exposant le fœtus à un risque accru de prématurité.

Malgré la nécessité d'approfondir les recherches, « il est clairement démontré qu'un traitement des pathologies de l'odonte ou du parodonte apparaît bien évidemment bénéfique pour la patiente pendant et/ou en dehors de la grossesse ».

---

* G. Doucède *et al.*, « Dents et grossesse, un enjeu de santé publique », *La Presse médicale*, 2019.

CHAPITRE 24

Gagner la Coupe du monde avec ses dents

Savez-vous comment les Brésiliens ont gagné leur première Coupe du monde de foot en 1958 ? Grâce à leur dentiste, bien sûr ! Si, si, je vous assure…

Cette histoire est racontée par Dominik Nischwitz, dentiste holistique allemand, auteur de *Santé des dents, santé globale,* paru aux éditions Eyrolles. Dans cet ouvrage, il explique que l'entraîneur de l'équipe nationale brésilienne, Vicente Feola, voulait tout faire pour augmenter les performances de ses joueurs. Il eut alors l'idée de tous les envoyer chez un psychologue, puis chez un dentiste. Bien lui en prit ! Au total, le dentiste « soigna 470 dents, dont 32 étaient tellement malades ou enflammées qu'il fallut les extraire », raconte l'auteur. « Quand les Brésiliens entrèrent dans la compétition, ils avaient probablement les dents les plus saines de tous les participants. » Et ils gagnèrent haut la main la coupe ! Nul ne sait si c'est grâce à leurs bonnes dents, mais cela a peut-être fait la différence.

Depuis, plusieurs études scientifiques ont été réalisées sur la santé dentaire des footballeurs professionnels. L'une d'elles*, menée sur près de 200 joueurs anglais, a montré que dans le domaine, il y a du travail : ainsi, 37 % des participants présentaient des caries dentaires actives, 53 % une érosion dentaire et 5 % une maladie parodontale irréversible modérée à sévère. 45 % des joueurs étaient gênés par leur santé bucco-dentaire, 20 % ont signalé un impact sur leur qualité de vie et 7 % sur l'entraînement ou les performances.

Boissons sucrées, manque de salive...

Mais les footballeurs ne sont pas les seuls à avoir de mauvaises dents. Une étude récente, menée par une équipe de l'University College of London et parue dans le *British Dental Journal* sur plus de 350 athlètes de onze disciplines différentes (cyclisme, natation, rugby, football, aviron, hockey, voile, athlétisme), montre que la plupart souffrent de caries non traitées (44 %) ou d'inflammation des gencives (77 %). Le tout malgré une bonne hygiène bucco-dentaire ! Ce sont en effet de bons élèves dans le domaine : ils ne fument pas, consultent un dentiste régulièrement et ont un régime alimentaire sain. Ils sont par ailleurs 94 % à déclarer se brosser les dents au moins deux fois par jour, et 44 % des interrogés

* I. Needleman *et al.*, « Poor oral health including active caries in 187 UK professional male football players: clinical dental examination performed by dentists », *British Journal of Sports Medicine*, 2016.

assurent utiliser fréquemment du fil dentaire. Pour près d'un tiers des participants (32 %), la santé bucco-dentaire a un impact négatif sur l'entraînement et les performances.

Comment l'expliquer ? Les chercheurs mettent en cause la consommation régulière de boissons sportives (consommées par 87 % des sondés), de gels énergétiques (70 %) et autres barres énergétiques (59 %), composés d'acides (phosphorique, citrique ou tartrique) et de sucres fermentescibles (saccharose, fructose, glucose). Ces boissons et aliments entraînent une baisse du niveau de pH de la bouche, ce qui est l'une des principales causes de caries et de maladie parodontale. La solution : boire ces boissons à la paille pour limiter le contact avec les dents et/ou bien se rincer la bouche à l'eau après consommation.

Autre facteur important : la diminution de la salive dans les sports où il y a beaucoup de flux d'air, comme le cyclisme et la course à pied. La bouche s'assèche et la salive devient plus visqueuse et moins abondante, donc moins protectrice pour les dents. « Chez ces athlètes, la combinaison de changements dans la composition et la sécrétion de la salive, d'une respiration buccale intense et d'un régime alimentaire et d'habitudes de consommation adaptés entraîne un risque plus élevé de développement de caries et d'érosion », conclut une étude*. D'où l'importance, comme le rappelle l'UFSBD, de mâcher du chewing-gum sans sucre après les prises alimentaires…

D'autres risques spécifiques existent en fonction des sports. Les nageurs, par exemple, ont un risque accru d'érosion

---

* G. J. Bruins *et al.*, « Invloed van sport op speeksel [Influence of sports on saliva] », *Ned. Tijdschr. Tandheelkd.* 2008.

dentaire, en raison du faible pH de l'eau chlorée des piscines (voilà pourquoi on leur conseille de se rincer la bouche avec de l'eau douce après l'entraînement). Sans oublier les risques de chocs dans certains sports de contact ou de combat, pouvant entraîner des lésions dentaires ou osseuses. Pour certains sports, le port du protège-dents est obligatoire (boxe, taekwondo, hockey sur glace, football américain...) ; pour d'autres, il est très fortement recommandé (arts martiaux, handball, water-polo, lutte...), d'autant plus chez les enfants et les adolescents en pleine croissance.

Par ailleurs, comme le souligne la FDI (Fédération dentaire internationale, Word Dental Federation*), « il est nécessaire de sensibiliser davantage aux risques de dopage indirect liés à certaines prescriptions dentaires, telles que les médicaments contenant des opioïdes. En effet, certains médicaments largement prescrits en dentisterie peuvent être transformés dans l'organisme en substances interdites par les autorités antidopage ».

Aujourd'hui, la bonne santé dentaire des sportifs est une donnée de plus en plus prise en compte par les coachs et les entraîneurs. L'UFSBD a même édicté des recommandations spéciales sportifs (voir l'encadré ci-après).

---

* *Sports dentistry, Guide pratique pour les dentistes et les médecins du sport,* FDI World Dental Federation.

FICHE PRATIQUE

Prendre soin de ses dents : les recommandations spéciales sportifs

Source : UFSBD

Règle n° 1 : adoptez les bons réflexes classiques en matière d'hygiène bucco-dentaire (se brosser les dents et les gencives deux fois par jour, matin et soir, pendant deux minutes avec une brosse à dents à poils souples et un dentifrice fluoré ; compléter le brossage du soir par le passage du fil dentaire ou d'une brossette interdentaire pour bien nettoyer les espaces entre les dents ; se rincer la bouche après chaque prise alimentaire ; mâcher du chewing-gum sans sucre après la prise alimentaire pour rétablir le pH salivaire le plus rapidement possible en activant la salivation).

Règle n° 2 : faites attention aux prises alimentaires : adoptez une alimentation saine et réduisez la consommation d'aliments et de boissons sucrés et acides ; préférez les fruits ou les fruits secs si l'on a besoin de grignoter plutôt que des biscuits ou des barres sucrés ; consommer régulièrement des aliments alcalins (fibres, noix) ; terminez votre repas par du fromage ; évitez les aliments et suppléments collants.

Règle n° 3 : buvez de l'eau pour réduire la sensation de bouche sèche et diminuez la consommation de boissons énergisantes. Hydratez-vous régulièrement avec de l'eau par petite quantité. Diluez, si possible, les boissons en ajoutant de l'eau et privilégiez les boissons de récupération alcalines. Utilisez une paille ou une gourde à bouchon avec une paille intégrée. Avec les gourdes souples, le bon geste consiste à appuyer dessus plutôt qu'à aspirer, afin de projeter la boisson directement dans la gorge et d'éviter au maximum le contact avec les dents.

Règle n° 4 : prenez rendez-vous chez votre chirurgien-dentiste au moins une fois par an. « Il pourra réaliser des actes de prévention comme l'application de vernis fluoré pour protéger les dents », précise l'UFSBD.

Règle n° 5 : évitez de fumer ou de vapoter.

Règle n° 6 : portez un protège-dents si vous pratiquez un sport de contact ou de combat, en privilégiant les modèles sur mesure pour une protection maximale.

Règle n° 7 : assurez-vous que les médicaments prescrits par votre dentiste sont compatibles avec votre pratique physique et lors de la compétition.

CHAPITRE 25

Le tabac, ennemi juré de vos dents

Fumer tue… et peut vous faire très mal aux dents ! Contrairement aux idées reçues, ce n'est pas juste une question esthétique (car bonjour les dents jaunes et la mauvaise haleine). Alors, si vous cherchez de bonnes raisons d'arrêter la cigarette, lisez vite ce qui suit !

Le tabac fragilise le parodonte, c'est-à-dire l'ensemble des tissus qui entourent les dents : gencive, os, ligaments… Le risque de développer une maladie parodontale (gingivite et parodontite) est augmenté de 85% chez les patients fumeurs* car leurs gencives ont une plus forte tendance inflammatoire. Cela peut s'expliquer par le fait que le tabac modifie les propriétés antibactériennes de la salive, ce qui favorise une plus grande prolifération des acides cariogènes. Résultat : un

* F.R.M Leite *et al.*, « Effect of Smokink on Periodontitis: A Systematic Review and Meta-regression », *American Journal of Preventive Medicine*, avril 2018.

risque accru de caries, d'infections buccales et de déchaussement. En d'autres termes, fumer peut vous faire perdre vos dents.

Le tabac a également un effet vasoconstricteur. En clair, il réduit le calibre des vaisseaux sanguins, provoquant une vascularisation réduite au niveau des gencives, et donc une moins bonne cicatrisation après une intervention chirurgicale. On le voit bien, car les gencives d'un fumeur, au lieu d'être bien rosées, sont souvent violacées ! Cette vasoconstriction entraîne aussi moins de saignements des gencives, qui est l'un des signes de maladie parodontale. Sans saignements, la maladie peut être plus difficile à détecter, alors qu'elle est bel et bien présente ! Par ailleurs, la fumée de tabac est riche en monoxyde de carbone qui appauvrit le sang dans les capillaires gingivaux. J'ai observé une très forte probabilité de complications pendant une opération ou en postopératoire ; lorsque mon patient est fumeur. Pour toutes ces raisons, certains dentistes conseillent un sevrage nicotinique d'une semaine à trois mois avant la pose d'un implant. Depuis 2016, les chirurgiens-dentistes sont d'ailleurs autorisés à prescrire des substituts nicotiniques à leurs patients dans le cadre d'un sevrage préventif (pastilles, patchs, gommes, inhaleurs...). Ils peuvent aussi les orienter vers des médecins spécialisés ou des centres antitabac.

Enfin, le risque de cancers buccaux est également plus élevé chez les fumeurs : cancer de la langue, du palais, de la gorge, des amygdales, des gencives... J'arrête là ?

Lorsque l'on arrête de fumer, les bénéfices sont rapides !

- Après quarante-huit heures sans fumer, le goût, l'odorat et l'haleine s'améliorent.

- Après trois mois, l'état de la muqueuse buccale est bien meilleur.

- Après un an, la santé des gencives redevient normale.

- Au-delà de cinq à dix ans, le risque de cancer de la bouche est comparable à celui d'un non-fumeur.

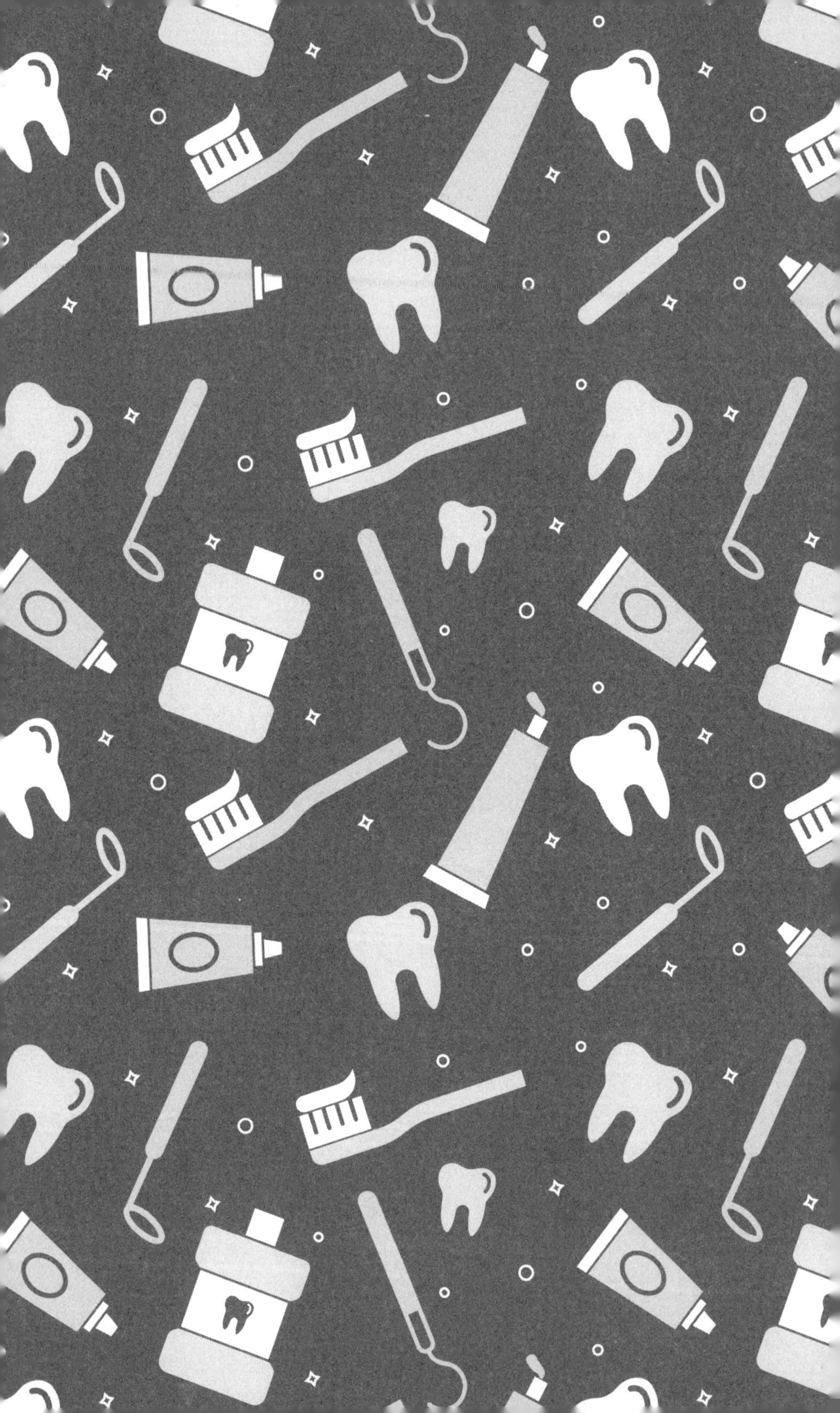

CHAPITRE 26

La langue, un organe incomparable

Dans ce livre, je vous ai beaucoup parlé des dents (OK, normal, je suis dentiste). Mais il y a dans votre bouche un autre élément qui mériterait un tout petit peu plus d'attention : la langue ! Saviez-vous, par exemple, qu'elle était composée de pas moins de dix-sept muscles ?

La langue est un organe extraordinaire et multifonctionnel qui joue de très nombreux rôles dans notre quotidien. Si certaines de ces fonctions sont bien connues, d'autres sont un peu plus étonnantes...

D'abord, elle joue un rôle central dans le goût. Elle est en effet recouverte de milliers de petites structures appelées « papilles gustatives ». Elles-mêmes renferment des bourgeons gustatifs capables de détecter les cinq saveurs de base (le sucré, le salé, l'acide, l'amer et l'umami). C'est ce qui nous permet de savourer un nombre infini d'aliments et de boissons. Elle nous permet aussi de détecter la température, la texture et la consistance des aliments, mais également les intrus qui pourraient entrer par mégarde dans votre bouche et qu'il ne faudrait pas avaler (une arête de poisson, par exemple).

La langue a aussi une importance capitale dans la parole et l'articulation de certains sons. Elle participe également à une bonne mastication en repoussant les aliments vers les dents, puis en les projetant vers l'arrière pour être déglutis une fois qu'ils sont enrobés de salive. Toutes ces missions, elle les remplit avec une mobilité et une agilité extraordinaires. La preuve : elle est toujours en mouvement dans notre bouche, et pourtant, on se mord rarement la langue tout seul (et heureusement !).

Et puis, la langue joue aussi un grand rôle dans l'hygiène bucco-dentaire : elle aide à éliminer les particules alimentaires et les bactéries qui peuvent rester collées sur les dents et les gencives. Elle participe au maintien des dents à leur place, en contrebalançant la pression des lèvres et des joues vers l'intérieur.

Autre fait intéressant : notre langue abrite une véritable flore, à l'image de la flore intestinale. Celle-ci est composée de plus de 10 milliards de bactéries d'environ 700 espèces différentes. Selon une étude récente effectuée par des chercheurs américains*, ces bactéries se regroupent en familles et se répartissent en couches superposées : ainsi, celles qui ont le moins besoin d'oxygène se retrouvent

* S. A. Wilbert, J. L. M. Welch, G. G. Borisy, « Spatial Ecology of the Human Tongue Dorsum Microbiome », *Cell Reports*, 2020.

dans la couche la plus basse et cherchent ensuite à favoriser l'arrivée de bactéries différentes qui vont leur apporter les nutriments dont elles ont besoin. Et puis, vous l'aurez compris, comme la langue abrite une grande partie des bactéries de la bouche, elle joue aussi un grand rôle dans la bonne ou la mauvaise haleine. D'où l'importance de se brosser la langue – et pas seulement les dents – en cas d'halitose *(voir aussi p. 190)*.

Enfin, saviez-vous que chaque langue est unique et qu'elle possède, comme nos doigts, et même nos dents *(voir p. 103)*, leur propre empreinte ? En analysant des images 3D de langues humaines*, des chercheurs britanniques ont ainsi découvert que chacun d'entre nous possède sur sa langue une répartition unique des papilles gustatives. Leurs conclusions pourraient permettre de mieux comprendre pourquoi nos préférences alimentaires sont aussi variées. Et qui sait, peut-être qu'un jour, nous pourrons déverrouiller notre smartphone en le léchant, même si cela ne semble pas vraiment la meilleure option qui soit en matière d'hygiène...

* R. Andreeva, A et R. Sarkar, « Machine learning and topological data analysis identify unique features of human papillae in 3D scans », *Sci Rep*, 2023.

Piercing sur la langue : attention aux dents !

Les piercings dans la bouche, et notamment sur la langue, peuvent créer de nombreux problèmes dentaires*. Les chocs successifs du bijou sur les dents sont à l'origine d'usures, de fissures, et même de fractures dentaires. Le piercing peut également entraîner une rétraction des gencives, surtout au niveau des incisives. Et cette gencive ne repoussera malheureusement pas (il faudra une greffe). Autres conséquences possibles : des tics, une mauvaise position ou mobilité de la langue susceptible d'entraîner des déplacements dentaires, des troubles de la parole et de la déglutition.

Mon conseil ? Si vous tenez vraiment à ce piercing, choisissez-le le plus petit possible et dans un matériau léger. Et bien sûr, attention aux infections fréquentes après la pose !

---

* Drs M. Steve, J.-B. Kerbrat, « Piercings sauvages : quand métal et sourire font mauvais ménage », Fédération française d'orthodontie (FFO). W. J. Dunn, T. E. Reeves, « Tongue piercing: case report and ethical overview », *Gen. Dent.* 2004. I. Plastargias, D. Sakellari, « The consequences of tongue piercing on oral and periodontal tissues », *ISRN Dent.* 2014.

La langue en dit beaucoup sur votre état de santé !

« Tirez la langue ! » : chez le médecin, c'est autorisé, et même recommandé, car l'aspect de votre langue peut donner des indices précieux sur d'éventuelles maladies. Ainsi, une langue saine est de couleur rose. Une rougeur excessive peut indiquer, elle, une inflammation ou une infection. Si elle est blanche, attention à l'infection fongique ou aux reflux gastriques, et si elle est jaune, méfiez-vous du diabète ou de problèmes hépatiques.

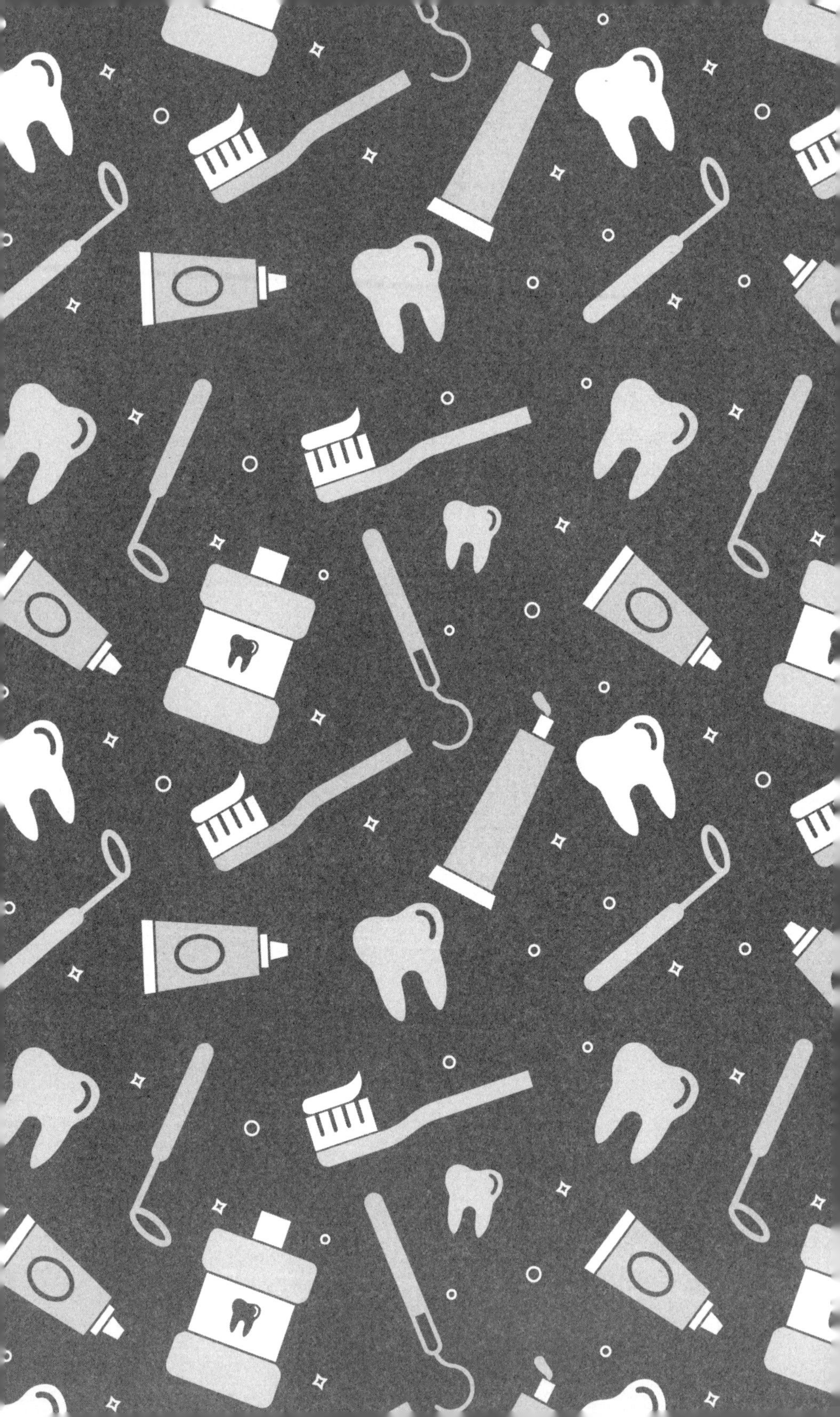

CHAPITRE 27

Le secret d'une haleine fraîche

Dans plus de 80 % des cas, les problèmes de mauvaise haleine, aussi appelée « halitose », ont une origine bucco-dentaire. Vous savez donc ce qui vous reste à faire.

Dans la bouche, comme partout ailleurs, les mauvaises odeurs sont dues à la prolifération de bactéries. Une hygiène bucco-dentaire insuffisante entraîne des dépôts de plaque dentaire et de tartre favorisant ce phénomène d'halitose. Ce dernier est également amplifié par la présence de caries, d'aphtes, de maladies parodontales. Par ailleurs, sachez aussi que la langue abrite la grande majorité des bactéries de la bouche.

FICHE PRATIQUE

Que faire en cas de mauvaise haleine ?

Règle n° 1 : brossez-vous les dents après chaque repas.

Règle n° 2 : brossez-vous la langue… mais avec modération. Selon l'UFSBD, le brossage de la langue après le brossage des dents permet de remédier aux problèmes de mauvaise haleine. En pratique, ce brossage se fait d'arrière en avant, afin d'éliminer les dépôts qui la recouvrent. Pour cela, vous pouvez utiliser un gratte-langue ou la surface siliconée située sur certaines têtes de brosses à dents. N'utilisez pas les poils de la brosse, car ils pourraient créer des microlésions à la surface de la langue, microlésions dans lesquelles les bactéries pourraient s'engouffrer, ce qui accentuerait encore un peu plus le problème de mauvaise haleine. Mais attention, de mon point de vue personnel, la langue est en partie autonettoyante, et si vous n'avez pas de dépôt conséquent sur cette dernière, il n'est pas nécessaire de la brosser quotidiennement. Trop la brosser pourrait en effet être délétère et provoquer une mycose.

Règle n° 3 : n'oubliez pas de vous hydrater correctement. En effet, la bouche sèche favorise la libération des mauvaises odeurs.

Règle n° 4 : arrêtez de fumer et limitez la consommation d'alcool. Attention aussi aux aliments qui contiennent des dérivés soufrés, qui peuvent être responsables de mauvaises odeurs : ail, oignon, chou, etc.

Règle n° 5 : si le problème persiste, consultez votre médecin. Dans certains cas, les problèmes de mauvaise haleine peuvent être le signe d'une affection ORL (sinusite, angine...), pulmonaire (bronchite...), digestive (reflux gastro-œsophagien, ulcère...), ou encore d'une maladie rénale ou d'un diabète.

Un petit test pour savoir si vous avez mauvaise haleine... ou pas

Vous avez un doute sur la qualité de votre haleine ? Il existe un petit test très simple à faire pour le savoir. Léchez l'intérieur de votre poignet avec le dos de votre langue, puis laissez sécher quelques secondes. Si votre poignet a une odeur désagréable, c'est le signe que vous avez une mauvaise haleine.

Sachez aussi que de nombreuses personnes sont persuadées qu'elles ont mauvaise haleine, alors que ce n'est pas le cas. C'est ce que l'on appelle l'« halitophobie ».

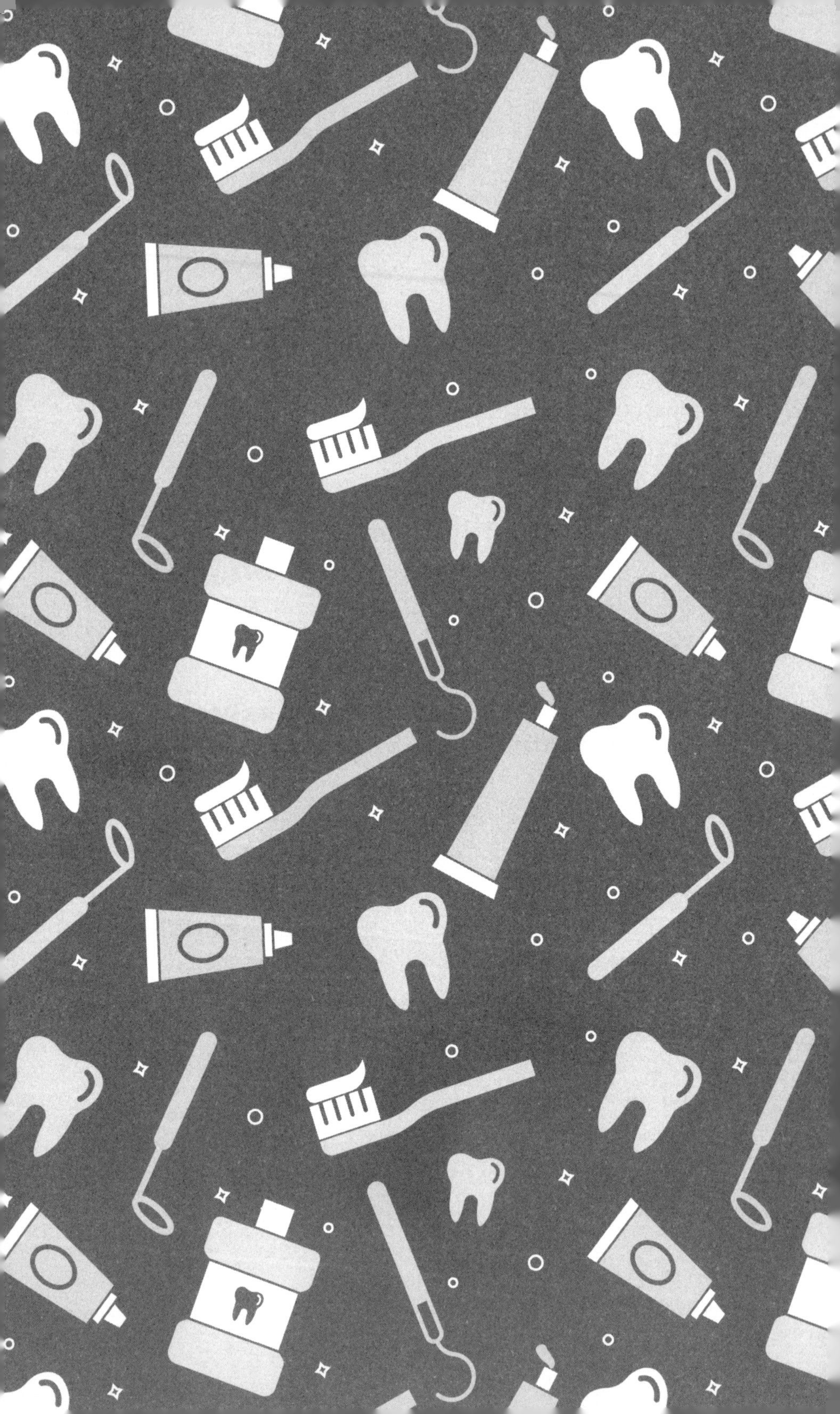

CHAPITRE 28

Des aliments pertinents pour vos dents

La santé (des dents) passe aussi par l'assiette ! Si certains aliments ont en effet tendance à abîmer les dents et à provoquer des caries, d'autres, au contraire, sont capables de les protéger. Petit tour d'horizon des bons réflexes à adopter et des mauvaises habitudes à oublier !

La première chose à retenir, c'est que ce sont les aliments qui participent à la formation de la plaque dentaire. Cette fine substance blanchâtre et collante qui mêle salive et résidus alimentaires se forme continuellement à la surface des dents lorsque nous mangeons. La composition de nos repas influe donc beaucoup sur la formation de cette plaque, car certains aliments génèrent plus d'acides qui vont contribuer à déminéraliser les dents en attaquant l'émail. Ces aliments ennemis de vos dents, vous les connaissez bien : ce sont les aliments et les boissons sucrés ou acides.

Les aliments ennemis des dents

Bien sûr que vous pouvez manger ou boire tous les aliments que je vais maintenant citer, mais avoir conscience de leur pouvoir cariogène est intéressant pour en limiter leur consommation.

Attention donc :

- **aux aliments acides :** vinaigre, agrumes, ketchup…
- **aux aliments sucrés** (sucre en poudre, bonbons, confiture, biscuits, chocolat…), y compris ceux qui n'ont pas nécessairement un goût sucré, comme les pommes de terre, les frites, le pain, les céréales, les biscuits salés…
- **aux boissons sucrées et/ou acides :** jus de fruits, y compris les jus pressés maison, sodas (classiques ou même *light*), café, thé… Le bon réflexe à adopter : réduire sa consommation le plus possible. Et quand vous en consommez, prenez l'habitude soit de les boire à la paille, soit de vous rincer la bouche après consommation en buvant un grand verre d'eau.

Rappelons également que le brossage des dents permet d'éliminer cette plaque, d'empêcher son accumulation et la prolifération des bactéries.

Parmi les aliments ennemis des dents, il y en a de particulièrement redoutables, et dont je vous ai déjà parlé plus haut à propos de l'hygiène des dents des enfants : j'ai nommé les sodas. Depuis les recommandations de l'OMS de 2015, plusieurs pays ou villes ont mis en place une taxe soda, destinée à faire baisser la consommation de ces boissons sucrées ou à inciter les fabricants à reformuler leurs produits. Ces boissons ont un effet particulièrement délétère pour la santé, et pas seulement la santé bucco-dentaire (augmentation de l'obésité, des cancers, etc.). Les résultats sont assez différents d'un pays à l'autre. Ainsi, à Philadelphie, sur la côte est des États-Unis, cette taxe de 50 cents par litre sur les boissons sucrées et *light* a eu pour effet de faire chuter de 38 % la vente de ces produits. En France, cette taxe, mise en place en 2012, a eu beaucoup moins d'impact.

INSOLITE ! *Tooth floss* (fil dentaire), l'autre nom de… (je vous le donne en mille) : la barbe à papa !

Vous connaissez sans doute cette confiserie à l'aspect cotonneux très appréciée des enfants. Mais vous ne saviez sûrement pas qu'elle a été inventée par un dentiste, à la fin du XIXe siècle : William J. Morrison. Son but initial était de proposer une confiserie peu sucrée pour en limiter les dommages sur les dents des enfants (car la barbe à papa est composée de sucre, certes, mais aussi de beaucoup d'air). Ce dentiste s'associa donc avec un confiseur pour créer une machine spéciale fabriquant des fils sucrés qu'ils enroulaient ensuite autour d'un bâton. Ainsi est né le *tooth floss*, qui signifie littéralement « fil dentaire », que l'on appelle aussi *fairy floss* (« fil dentaire des fées ») ! Au début des années 1920, c'est un autre dentiste, Josef Lascaux, qui se lance sur le marché. Afin de se distinguer de ses concurrents, il donne au bonbon un autre nom : *cotton candy*, ou « nuage de sucre ».

Des aliments qui protègent les dents, vraiment ?

À l'inverse des aliments cariogènes, il existe des aliments, dits « cariostatiques », qui jouent un rôle protecteur pour vos dents, en aidant à éliminer les acides et les bactéries, et en stimulant la production de salive.

Les aliments à privilégier sont les suivants :

- **Les produits laitiers (lait, yaourt sans sucre, fromage...)** : ce sont de bonnes sources de calcium, un minéral important pour la bonne santé des dents. Le fromage, en particulier, est un véritable allié des dents. De nombreuses études ont souligné son action anticaries, qui peut s'expliquer de plusieurs façons. D'abord, il contient des corps gras qui forment un film de protection sur les dents. Il contient aussi de la caséine, une protéine qui augmente le pH de la bouche, produisant ainsi un effet anticaries. Il fonctionne aussi comme un tampon, en diminuant l'acidité buccale à la fin du repas. Par ailleurs, sa consommation en fin de repas peut aussi éviter de se tourner vers un produit sucré qui, lui, sera beaucoup plus néfaste pour les dents. Attention cependant à ne pas en abuser, car il est également riche en calories. Et n'oubliez pas, malgré tout, de vous laver les dents après consommation, ne serait-ce que pour votre haleine !

- **Les légumes verts** : ils ne contiennent pas de sucre et ne sont pas acides. De plus, ils sont riches en vitamines et minéraux, importants pour la bonne santé des dents. Pensez aussi aux pommes, carottes, poivrons et céleri-branche, consommés crus, qui stimulent la mastication et donc la production de salive.

- **Le poisson** : c'est une excellente source de fluor, un minéral qui, on le sait, renforce l'émail et aide à lutter contre les caries.

- Et enfin, on n'oublie pas **l'eau,** indispensable en fin de repas, notamment pour éliminer les derniers débris alimentaires.

Zoom sur le pouvoir cariogène des aliments

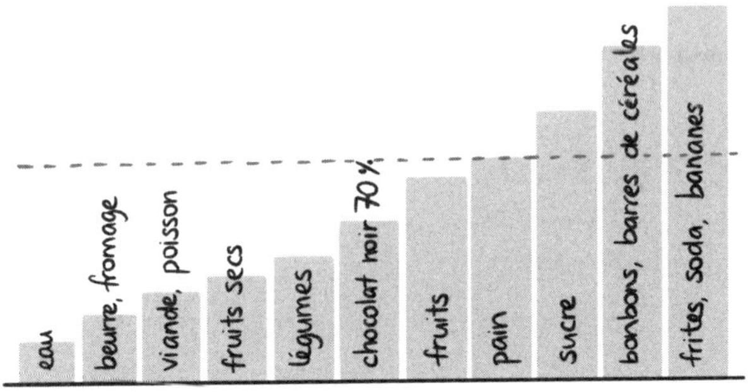

Tous les aliments situés sous la barre pointillée sont à consommer régulièrement pour une alimentation sans risque pour les dents.

Le pouvoir cariogène d'un aliment dépend de plusieurs facteurs :

- de son taux de glucides, plus communément appelés « sucres ». Mais attention, les glucides ne sont pas présents uniquement dans les produits au goût sucré ! Les pâtes, le pain, les biscuits, les pommes de terre… sont eux aussi des aliments riches en glucides. La teneur en glucides de l'aliment influe sur son aptitude à être fermenté par les bactéries buccales (c'est ce que l'on appelle les glucides fermentescibles). Or, c'est la fermentation qui produit des acides qui vont déminéraliser l'émail des dents ;

- de son acidité. Les aliments acides attaquent en effet directement la surface des dents. Et plus le contact est prolongé, plus les dégâts sont importants ;

- de la nature physique des aliments : mou, dur, collant, fibreux, soluble… Ce facteur est important, car il détermine le temps que vous allez garder l'aliment en bouche. Plus il est collant, plus il restera longtemps dans la bouche, plus la production d'acide sera prolongée, et plus l'aliment aura tendance à laisser des résidus sur les dents… Bref, on évite ! Au contraire, les aliments durs vont stimuler la production de salive, et donc le nettoyage naturel de la bouche.

RAPPEL
Qu'est-ce qu'une alimentation équilibrée ?

Selon l'UFSBD, une alimentation équilibrée est essentielle pour aider à conserver des dents saines. En pratique, vous devez consommer chaque jour :

- de l'eau à volonté ;
- au moins cinq portions de fruits et de légumes (en variant le cru et le cuit), et en prenant en compte l'acidité des fruits ;
- 100 à 150 g par jour maximum/moins de 500 g par semaine de viandes, poissons ou œufs. Pour la viande, on varie les plaisirs. Pour le poisson,

on veille à en consommer au moins deux fois par semaine (conserve, frais ou surgelé) ;

- des féculents à chaque repas (pain, céréales, riz ou pâtes) ;
- des laitages (lait, yaourts et fromages) : quatre portions par jour pour les enfants, les ados et les seniors, trois portions pour les adultes ;
- on limite la consommation de produits sucrés, gras et salés (aliments et boissons) ;
- et on bouge chaque jour : trente minutes ou équivalent de marche rapide, une heure pour les enfants.

Pourquoi faut-il éviter le grignotage

On le sait : grignoter est mauvais pour la ligne. Mais c'est aussi mauvais pour les dents. En effet, dès que vous mangez un aliment ou buvez une boisson (hormis l'eau), l'acidité de votre bouche augmente, et elle perdure pendant vingt minutes environ. Résultat : plus vous grignotez, plus l'acidité de votre bouche se prolonge, car les pics acides se répètent. La salive, elle, n'a pas le temps d'exercer son rôle de tampon et de reminéralisation de l'émail. Résultat : le risque de caries augmente.

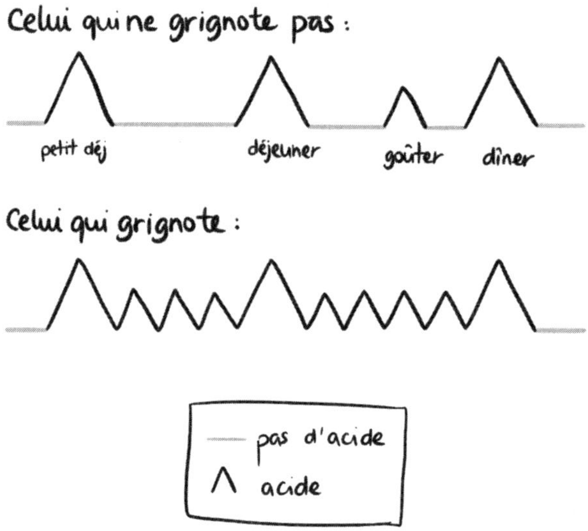

Attention également aux facteurs psychologiques qui peuvent favoriser le grignotage : l'état dépressif, le sevrage tabagique, les fringales de grossesse et la boulimie. Dans toutes ces situations, n'hésitez pas à demander conseil à votre médecin.

FICHE PRATIQUE

Les bons réflexes à adopter à table pour éviter les caries

Règle n° 1 : faites trois à quatre vrais repas par jour et évitez de grignoter.

Règle n° 2 : préférez les aliments durs aux aliments mous. Ces derniers ont en effet tendance à coller davantage aux dents, et donc à favoriser la prolifération bactérienne et l'apparition de caries. La mastication d'aliments durs est également essentielle chez les enfants car elle permet un bon développement des structures musculaires et osseuses qui entourent les mâchoires.

Règle n° 3 : n'hésitez pas à finir votre repas par un morceau de fromage.

Règle n° 4 : rincez votre bouche après chaque prise d'un aliment ou d'une boisson, afin d'éliminer les résidus alimentaires qui pourraient être restés coincés et pour limiter les pics acides qui attaquent vos dents.

Le café : avant ou après s'être lavé les dents ?

Dans un article récent paru dans le *Huffington Post UK**, un dentiste explique qu'il vaut mieux boire son café du matin après s'être brossé les dents plutôt qu'avant. Selon lui, « consommer du café avant le brossage des dents le matin peut contribuer à l'érosion acide des dents, un processus influencé par la nature acide du café et l'activité bactérienne nocturne dans la cavité buccale ». En effet, le café est une boisson acide avec un pH faible qui « introduit des acides tels que les acides chlorogéniques dans l'environnement buccal ». Le risque est donc de développer la population bactérienne dans la bouche, ce qui favorise la formation de la plaque dentaire. Selon lui, le fait de boire une tasse de café avant de se brosser les dents pourrait à terme provoquer des taches sur les dents, car cela permettrait au pigment du café de s'infiltrer dans la structure de l'émail.

Je voudrais finir sur une petite histoire que j'ai découverte au fil de mes recherches pour l'écriture de ce livre, celle du dentiste canadien Weston Andrew Valleau Price (1870-1948). Vous ne le connaissez sûrement pas. Moi non plus, je n'en avais jamais entendu parler avant. Et pourtant, outre-Atlantique,

* S.-L. Kelly, « Dentist reveals the worst time to drink coffee in the morning and we're stunned », 07/02/2024, huffingtonpost.co.uk.

c'est une star, je dirais même un gourou de la dentisterie (dans le bon sens du terme, rassurez-vous). Ce fameux dentiste est connu pour avoir non pas soigné des dents, mais parcouru le monde pour prouver sa théorie : le fait que c'est l'alimentation moderne, raffinée, qui est à l'origine des caries et des mauvais alignements des dents. En étudiant les restes de dentitions de populations primitives un peu partout sur la planète et la dentition de personnes qui conservent une alimentation traditionnelle, il a fait le constat que celles qui n'avaient pas accès aux produits industriels, farines raffinées, confiseries et autres, avaient des dents parfaitement saines et droites. Ce n'est qu'après avoir découvert les aliments industriels modernes que ces populations auraient commencé à avoir des caries et des problèmes d'alignement de dents. Il a raconté son histoire dans un livre, *Nutrition and Physical Degeneration**. Une fondation qui porte son nom continue aujourd'hui de défendre sa théorie.

---

* Paul B. Hoeber Inc., 1939.

CHAPITRE 29

Le clou du dentiste

Le clou de girofle est un remède bien connu en cas de douleurs dentaires. Et je peux vous assurer que c'est très efficace ! Moi, je l'adore. J'en ai même fait l'emblème de ma société de prévention dans la santé : KLOVIN, mélange de *clove*, signifiant « clou de girofle » en anglais, et Kévin (oui, je sais, c'est très recherché, n'est-ce pas ?).

Le clou de girofle est riche en eugénol, un composant naturel actif qui a de nombreuses propriétés :

- **anti-inflammatoires** : l'eugénol participe à limiter l'inflammation présente en cas de gingivite (inflammation des gencives), de parodontite ou d'aphtes ;

- **antalgiques/anesthésiantes** : l'eugénol agit comme un anesthésiant local, car il participe à la régulation des sécrétions hormonales essentielles à la transmission des signaux de douleurs jusqu'au cerveau. De cette manière, il permet de soulager tous types de douleurs dentaires (dents de sagesse, rage de dents, pulpite...) et entraîne ainsi une sensation d'anesthésie dans la bouche ;

- **antiseptiques** : l'eugénol permet de tuer les micro-organismes responsables des caries dentaires et de la mauvaise haleine. Une étude a montré qu'un bain de bouche à base de clous de girofle permet de réduire sensiblement la quantité de bactéries responsables de la carie dentaire.

Son efficacité est telle que cette molécule entre dans de nombreux bains de bouche, et dans un grand nombre de produits dont nous nous servons en cabinet dentaire (notamment les pansements provisoires). C'est d'ailleurs la raison pour laquelle certains disent que leur odeur fait penser à un cabinet dentaire.

Concrètement, c'est une solution bien pratique pour soulager un mal de dents en attendant la visite chez le dentiste (qui, je le rappelle, reste obligatoire : on ne laisse jamais traîner une douleur dentaire !). Vous pouvez utiliser le clou de girofle de différentes façons :

1. Prenez-en un (veillez à bien vous laver les mains avant), écrasez-le entre deux doigts, puis déposez-le sur la zone douloureuse et laissez agir quelques minutes. Je ne conseille pas de croquer directement le clou de girofle. Vous pouvez répéter l'opération deux à trois fois par jour.

2. Si la douleur est trop vive, préparez une petite infusion de clou de girofle que vous utiliserez en bain de bouche. Pour cela, déposez cinq ou six clous de girofle dans un

verre d'eau bouillante et laissez infuser trente minutes, jusqu'à complet refroidissement. Utilisez cette solution en bain de bouche, en la gardant pendant au moins cinq minutes avant de recracher.

3. Dernière solution : utilisez l'huile essentielle de clou de girofle. Déposez-en quelques gouttes sur un Coton-Tige et appliquez sur la zone douloureuse. Mais attention aux nombreuses contre-indications de cette huile essentielle.

Attention !

- L'huile essentielle de clou de girofle est contre-indiquée par voie orale en cas d'ulcère gastrique, de troubles hépatiques, de troubles de la coagulation, de saignements, avant une intervention chirurgicale, ou chez les personnes hémophiles. Elle est également contre-indiquée en cas de traitements avec des anticoagulants, des antiagrégants plaquettaires, des IMAO, des IRSS ou de la péthidine. En cas de doute, demandez un avis médical.

- Demandez toujours conseil à votre médecin pour les personnes asthmatiques, ayant des problèmes hépatiques, des troubles de la coagulation ou de l'hypertension.

- Ne faites pas d'usage prolongé de cette huile essentielle sans l'avis d'un thérapeute.

- L'utilisation est interdite chez les femmes enceintes et allaitantes, et chez les enfants de moins de 12 ans.

CHAPITRE 30

Barbier ou dentiste : pourquoi choisir ?

Si les hommes ont, apparemment, toujours eu mal aux dents *(voir p. 117)*, les médecins spécialistes des dents, eux, n'ont pas toujours été là pour les soigner… Autrefois, c'était même la spécialité des… barbiers !

Si vous souffrez de stomatophobie (voir l'encadré ci-après), vous avez le droit de sauter ces pages. Ou alors, peut-être que ces informations vous réconcilieront avec les dentistes… Car vous vous rendrez vite compte qu'avoir des docteurs spécialisés pour soigner vos dents, c'est une chance !

Les premières formes de soins dentaires remontent à l'Égypte ancienne et à la Mésopotamie. Des traces archéologiques attestent de l'existence de procédures rudimentaires avec des extractions des dents pratiquées, bien sûr, sans anesthésie.

Je vous épargne les détails, mais il semble bien qu'autrefois, on utilisait des outils en pierre pour creuser de petites cavités dans les dents. Des archéologues ont également retrouvé des traces de l'utilisation de la cire d'abeille pour refaire une dent fracturée.

Pendant le Moyen Âge, toujours pas de dentistes ! Les soins des dents étaient effectués par… des chirurgiens-barbiers. Oui, vous avez bien lu : des chirurgiens-barbiers qui, comme leur nom l'indique, étaient à la fois chirurgiens et barbiers (et donc, pas dentistes du tout, au passage). Ces praticiens exerçaient différentes fonctions médicales mineures, comme les petites opérations chirurgicales, les saignées, les coupes de cheveux et de barbes, et donc les extractions dentaires. À cette époque, en effet, la chirurgie n'était pas vraiment considérée comme de la médecine (!) et les personnes qui la pratiquaient n'étaient pas spécifiquement formées. Il suffisait en réalité de savoir manier quelques petits instruments tranchants, et c'est ce que savaient faire les barbiers. Voilà pourquoi on leur a confié ces procédures considérées aujourd'hui comme chirurgicales. Vous vous en doutez, ces soins étaient rudimentaires. Et ils étaient pratiqués sans anesthésie, qui n'avait toujours pas été inventée à cette époque. D'où l'origine de l'expression « mentir comme un arracheur de dents », dont je vous ai déjà parlé dans l'introduction de cet ouvrage…

Ce n'est qu'au cours de la Renaissance que le métier de dentiste a commencé à se développer comme une véritable profession. On a aussi vu l'émergence de livres et de traités de dentisterie, et l'invention d'instruments dentaires spécialisés (pinces et autre tire-dents). Au XVIIIe et au XIXe siècle, on a assisté à l'invention de l'anesthésie (voir encadré ci-après) et à la création des premières écoles de dentisterie (la toute première école française a été fondée en 1880, à Paris). Le 30 novembre 1892, une grande loi sur la médecine crée un nouveau titre : celui de chirurgien-dentiste. Enfin !

L'histoire d'Apolline, la sainte patronne des chirurgiens-dentistes

Sainte Apolline est le symbole de la profession de dentiste, et elle est invoquée par les croyants souffrant de maux de dents, en particulier pour les bébés lors de la pousse des dents. Elle mourut en martyre en l'an 249 à Alexandrie. De nombreuses versions de son martyre circulent. À l'époque, le général Dèce vient de se proclamer empereur et il mène une politique peu favorable aux chrétiens. Lors d'une révolte à Alexandrie en 249, plusieurs fidèles furent massacrés, dont Apolline, parce qu'elle refusait de renier le Christ. Ses bourreaux lui arrachèrent toutes les dents en lui brisant les mâchoires, puis elle se jeta d'elle-même dans les flammes du bûcher. On la représente souvent avec une paire de tenailles dans les mains, et parfois avec les dents qui lui furent arrachées. Apolline fut canonisée en 1634.

Petite histoire de l'anesthésie dentaire…

Le 10 décembre 1844, Gardner Quincy Colton, chimiste et directeur de cirque itinérant, présente au public les propriétés du gaz hilarant (le protoxyde d'azote) lors d'une exhibition. Pour 25 cents, les spectateurs sont invités à faire l'expérience de respirer ce gaz euphorisant qui fait perdre tout contrôle. L'un des spectateurs en tombe : il se blesse à la jambe, mais n'éprouve aucune douleur…

Parmi les spectateurs, il y a Horace Wells, un dentiste américain. Celui-ci vient de mettre au point une prothèse dentaire avec laquelle il compte faire fortune. Mais il y a un hic : la pose de cette prothèse nécessite l'extraction des dents abîmées, ce qui ne peut se faire que dans la douleur. Alors, quand il assiste à cette expérimentation du gaz hilarant, il a le déclic : et s'il utilisait ce gaz pour « shooter » ces patients ? Il teste cette idée sur lui en se faisant extraire une dent. Aucune douleur ! « Je n'ai pas eu plus mal que si c'était une piqûre d'épingle ! », explique-t-il. L'histoire qui aurait pu être un succès pour lui se finit malheureusement très mal car, ensuite, son expérimentation du gaz hilarant en public, devant un parterre de médecins, échoue (en raison d'une mauvaise administration du gaz). Devenu dépendant au chloroforme, un autre gaz anesthésiant qu'il testait, il mettra fin à ses jours trois ans plus tard... D'autres médecins retenteront l'expérience avec plus de succès, en utilisant l'éther, jugé plus sûr que le protoxyde d'azote.

Source : Horace Wells et l'invention de l'anesthésie, infirmiers.com, Isabelle Lévy (conférencière, consultante spécialisée en cultures et croyances face à la santé).

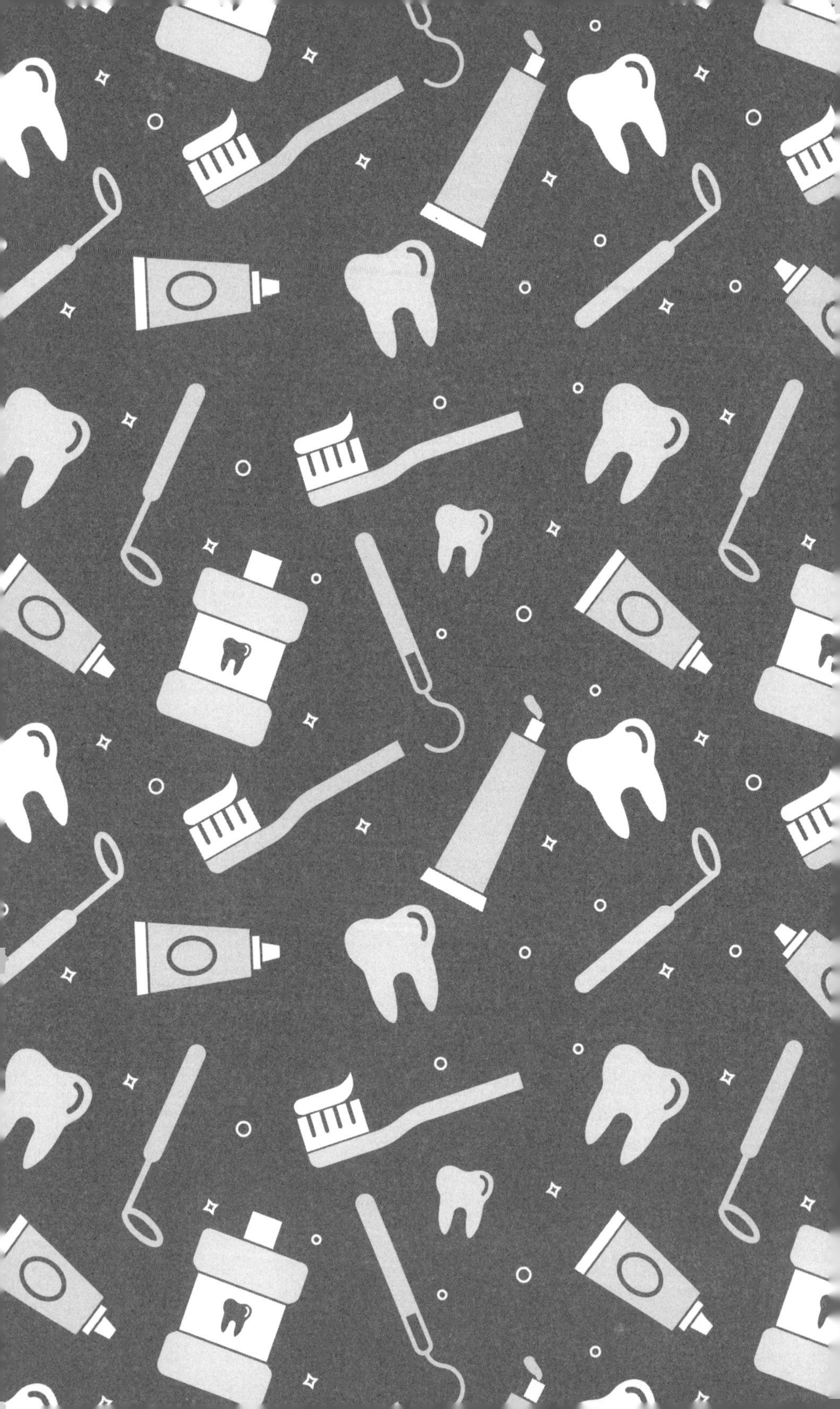

CHAPITRE 31

La brosse à dents, une invention de derrière les barreaux

Officiellement, la brosse à dents moderne, telle que nous la connaissons aujourd'hui, est une invention anglaise. Et son histoire est un peu étonnante...

William Addis est né en 1734 dans un quartier de Londres appelé Clerkenwell. C'est un entrepreneur plutôt prospère qui s'est spécialisé dans les chiffons et la papeterie. En 1780, à l'âge de 46 ans, il est accusé d'avoir déclenché une émeute. Il est alors arrêté par la police et emprisonné. Selon la petite histoire, c'est dans cette prison, en observant un gardien balayer le sol, qu'il aurait eu l'idée de créer la brosse à dents. Selon certaines autres sources, c'est en regardant un gardien se nettoyer les dents avec une éponge fixée à un bâton...

Personne ne saura jamais ce qu'il a réellement vu, mais toujours est-il qu'il met au point sa propre brosse à dents avec un os de poulet et quelques poils d'animaux. Jusque-là, rien de bien nouveau, car c'est une technique qu'utilisaient aussi les Chinois, et cela depuis bien longtemps. Sauf que M. Addis, en entrepreneur averti, eut l'ingénieuse idée de créer une entreprise pour fabriquer et commercialiser ses brosses à dents en grand nombre. Ses premiers revendeurs sont… des libraires. En effet, à l'époque, les libraires de Londres vendent aussi des médicaments, et d'autres fournitures de santé que l'on trouve aujourd'hui plutôt dans les pharmacies. C'est ainsi que cette pratique s'est popularisée, et que M. Addis a fait fortune. D'ailleurs, sa société, Wisdom Toothbrush, existe toujours aujourd'hui.

Et avant la brosse à dents, on faisait comment ?

L'hygiène bucco-dentaire n'a jamais été le point fort de nos ancêtres. Pourtant, en la matière, ils ont toujours fait preuve de pas mal d'imagination. Différentes méthodes ont été utilisées. Je vous fais ici un petit résumé non exhaustif.

- Chez les Égyptiens, on utilisait des bâtonnets à mâcher. C'était ni plus ni moins que des tiges ou des racines de certaines plantes dont on écrasait les extrémités. Ils utilisaient aussi des herbes aromatiques pour se rafraîchir l'haleine. Certaines de ces plantes avaient d'ailleurs des propriétés antimicrobiennes.

- Les Chinois figurent, eux, parmi les premiers à utiliser des outils ressemblant à nos brosses à dents modernes. Ils étaient composés d'un manche en bambou ou en os sur lequel on fixait des poils de porc… pas très hygiénique !

- Les Romains utilisaient des bâtons à mâcher, parfois recouverts de poils d'animaux pour rendre le brossage plus efficace.

- Au Moyen Âge, on se servait principalement d'instruments constitués d'un manche en bois sur lequel on attachait des poils d'animaux. Mais ils étaient principalement réservés aux élites.

- Dans certains pays du Moyen-Orient et d'Afrique, on utilisait – et on utilise toujours – les bâtonnets de siwak, encore appelés « miswak » ou « bois d'arak ». Ils sont obtenus à partir de la racine d'un arbre appelé *Salvadora persica*, également surnommé « arbre brosse à dents ». Cette racine a la particularité de contenir des substances aux propriétés antiseptiques et antibactériennes qui aident à combattre les bactéries à l'origine des caries et de la formation du tartre.

- Dans certaines cultures, on recourait aussi à des chiffons ou à des éponges imbibés d'eau ou de solutions naturelles, ou à des substances abrasives, comme le sable fin, la cendre, le bicarbonate de soude, le sel, ou même les coquilles d'œufs écrasées pour frotter ses dents, éliminer sa plaque dentaire et polir l'émail. Comme vous l'aurez compris : je ne vous recommande pas ces différentes techniques beaucoup trop agressives pour l'émail.

Le microrobot laveur de dents : la brosse à dents du futur ?

Une équipe de chercheurs de l'université de Pennsylvanie* travaille actuellement à la conception d'une brosse à dents entièrement automatisée. Ou plutôt d'un microrobot capable à la fois de servir de brosse à dents, de fil dentaire et de rince-bouche. « Le design de la brosse à dents est resté relativement inchangé depuis des millénaires, explique l'un des chercheurs de l'étude dans un communiqué. La grande innovation ici est que le système robotique peut faire les trois d'un seul coup, de façon automatisée et en gardant les mains libres. » Ces microrobots sont constitués de nanoparticules d'oxyde de fer qui ont la spécificité d'avoir une activité à la fois magnétique et catalytique. Grâce au champ magnétique, les chercheurs peuvent orienter les mouvements et la configuration de ces nanoparticules pour leur donner une structure de poils (afin de balayer la plaque dentaire) ou une forme allongée (qui peut se glisser entre les dents comme un fil dentaire). La réaction catalytique, elle, permet à ces nanoparticules de produire des antimicrobiens qui tuent sur place les bactéries buccales nocives. Les tests réalisés sur les dents humaines semblent prometteurs : les chercheurs ont en effet constaté que leur microrobot pouvait éliminer efficacement les biofilms sans endommager le tissu gingival. Mais n'étant pas sûr de voir cette innovation débarquer rapidement dans nos

---

* M. J. Oh *et al.*, « Surface Topography-Adaptive Robotic Superstructures for Biofilm Removal and Pathogen Detection on Human Teeth », *ACS Nano*, 2022.

magasins, je vous conseille de continuer à vous brosser les dents « à l'ancienne »...

Petite histoire du fil dentaire

Le fil dentaire, lui, aurait été inventé par un dentiste de La Nouvelle-Orléans au début du XIXe siècle. Il recommandait à ses patients d'utiliser un fil de soie pour finaliser le brossage des dents. Le fil dentaire a commencé à être commercialisé à plus grande échelle par une société américaine à la fin du XIXe siècle. Et c'est la société Johnson & Johnson, établie au New Jersey, qui, en 1898, a obtenu le brevet pour un fil dentaire réalisé à partir du même fil de soie utilisé par les médecins pour les points de suture. Dans les années 1940, on a commencé à le fabriquer en nylon. L'utilisation du fil dentaire a ensuite été recommandée par les autorités de santé américaines dès les années 1970, et son usage s'est généralisé dans le pays. En France, le moins que l'on puisse dire, c'est que son usage reste rare : moins de 10 % des Français l'utiliseraient, selon les chiffres de l'UFSBD.

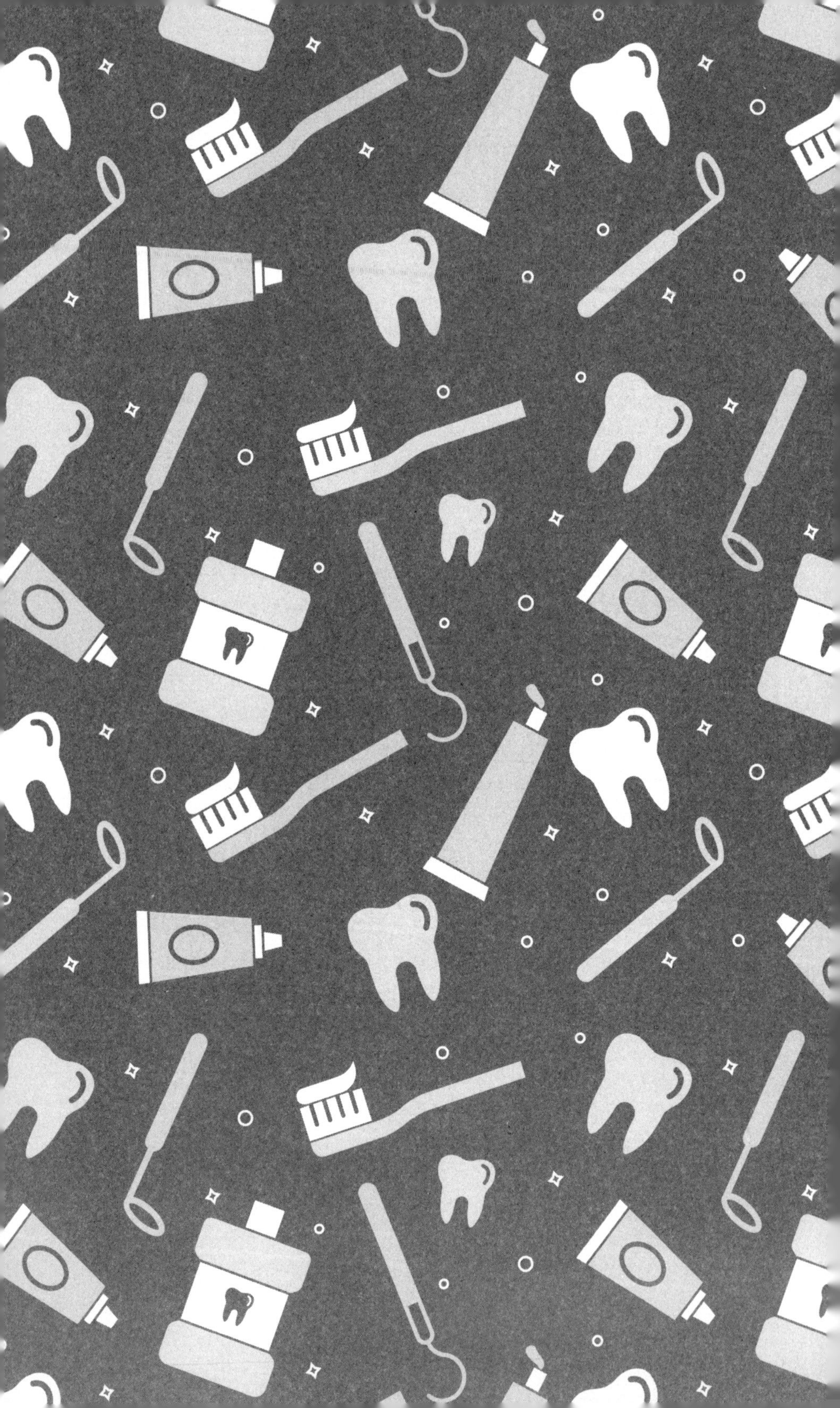

CHAPITRE 32

Votre dentiste est (aussi) un espion !

En matière d'hygiène bucco-dentaire, votre dentiste sait tout ! Alors, pas la peine de lui mentir sur la fréquence de vos brossages, car il a, à sa disposition, un super espion : le révélateur de plaque dentaire.

Pour rappel, la plaque dentaire est une substance blanchâtre composée d'une accumulation de débris alimentaires et de bactéries. Elle se forme de manière continue sur nos dents à cause de la nourriture et des boissons consommées, mais également de la salive. Elle est la raison principale des caries et des maladies de gencives. Elle peut se calcifier et se transformer en tartre si elle n'est pas éliminée quotidiennement.

Cette plaque est normalement peu visible à l'œil nu (car d'une couleur à peu près similaire à la dent), mais il existe un gel qui permet de la mettre en évidence en la colorant. Il permet ainsi de mesurer la quantité de plaque dentaire, son ancienneté et son pouvoir délétère pour les dents.

Il suffit au chirurgien-dentiste d'appliquer une petite couche de ce gel à l'aide d'un pinceau sur la surface des dents, de laisser agir quelques secondes, puis de rincer légèrement avec de l'eau, afin de constater le résultat. Les colorants inclus dans le gel vont permettre de différencier la plaque.

- Les surfaces marquées en rouge/rose indiquent une zone de plaque jeune (d'environ vingt-quatre heures), peu adhérente à l'émail.

- Les zones bleu foncé indiquent une plaque plus ancienne, plus dense et plus structurée. La plaque est en place dans cette zone depuis plus de quarante-huit heures.

- Enfin, les zones marquées en bleu clair montrent une plaque très agressive du fait de son acidité. Cette zone est à très haut risque cariogène.

Il s'agit d'un examen simple et motivant, surtout pour les enfants, leur permettant de comprendre les bénéfices d'un brossage dentaire. Ils visualisent ainsi vraiment la réalité de la plaque dentaire, de même que les zones où le brossage doit être amélioré. Idéal, donc, pour perfectionner l'hygiène bucco-dentaire !

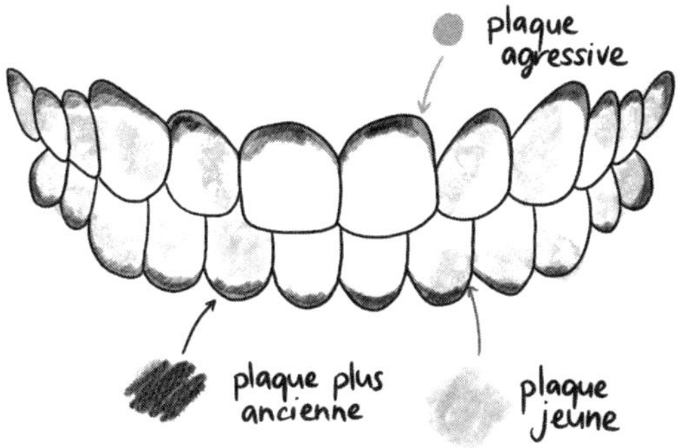

Sachez qu'il existe aussi en pharmacie des produits similaires, moins sophistiqués mais aussi efficaces, pour tester l'utilité du brossage à la maison… Demandez conseil à votre pharmacien.

Mon astuce pour améliorer le brossage des dents chez vos enfants

- Utilisez ce produit révélateur de plaque dentaire après un brossage des dents classique.
- En fonction de la couleur restante sur ses dents, analysez avec lui si ses dents sont propres ou s'il y a une zone mal brossée. Là où c'est coloré, il faut repasser la brosse à dents.
- Renouvelez le brossage pour éliminer ces zones colorées.

- Répétez la même opération pendant une semaine. Vous verrez qu'au fil des jours, la différence est souvent très significative. L'objectif, ensuite, est de garder ces nouvelles bonnes habitudes à vie !

CHAPITRE 33

Un rendez-vous à la bonne heure

Vous êtes-vous déjà demandé s'il valait mieux consulter son dentiste le matin ou l'après-midi ? Il y a de grandes chances que non. Moi non plus, d'ailleurs ! Mais en faisant des recherches pour ce livre, j'ai découvert quelques informations étonnantes...

Vous le savez peut-être : notre corps est soumis à certains rythmes biologiques calés sur ce que l'on appelle un rythme circadien (vingt-quatre heures). Par exemple, le soir, dès la tombée du jour, nous commençons à produire de la mélatonine qui va nous permettre de nous endormir. *A contrario,* le matin, nous produisons du cortisol, l'hormone de l'éveil (et du stress !), qui nous apporte du tonus et nous aide à nous lever de notre lit. De la même manière, certaines pathologies se manifestent de préférence le matin : ainsi, les crises cardiaques ou les accidents vasculaires cérébraux sont plus fréquents en début de journée, car la tension artérielle est alors à son maximum, tout comme la viscosité du sang. Autre exemple : certains médicaments seraient plus efficaces si on les prend le matin plutôt que le soir. On parle de chronopharmacologie.

De la même façon, il existe un cycle circadien pour la perception de la douleur. Une étude scientifique française récente*, dont les résultats ont été publiés dans la prestigieuse revue *Brain*, montre ainsi que notre perception de la douleur serait ainsi minimale vers 15-16 heures et maximale aux alentours de 3-4 heures du matin. Pour les scientifiques à l'origine de cette conclusion, il est possible que ce cycle soit un mécanisme de défense. En augmentant sa sensibilité à la douleur pendant le sommeil, période où il est plus vulnérable, l'organisme pourrait ainsi réagir plus vite à un danger potentiel. Conclusion : si vous voulez limiter les douleurs liées à un soin dentaire, mieux vaut consulter son dentiste à 15 heures que vers 3 ou 4 heures du matin. Personnellement, ça m'arrange !

En revanche, si vous devez subir une anesthésie, c'est justement l'heure à laquelle il vaut mieux la programmer. Une étude** (un peu ancienne, je vous l'accorde) a en effet montré qu'une anesthésie dentaire réalisée entre 15 et 16 heures vous insensibilisera de deux à cinq fois plus longtemps qu'à n'importe quel autre moment de la journée.

Sur ces bons conseils, j'aurais envie de vous rappeler que le plus important, ce n'est pas l'heure à laquelle vous allez voir votre dentiste, mais surtout de le consulter régulièrement, peu importe le moment !

---

* I. Daguet *et al.*, « Circadian rhythmicity of pain sensitivity in humans », *Brain*, 2022.

** A. Reinberg, M. A. Reinberg, 1977.

CHAPITRE 34

Au top votre dentiste ?

Attention : cette partie n'engage que mon humble avis de jeune chirurgien-dentiste de seulement quatre ans d'expérience. Je suis loin d'être le meilleur, mais pour sûr, je suis passionné par votre santé bucco-dentaire, alors je me permets de vous livrer ces quelques conseils…

Un bon professionnel doit vous faire, lors de la première consultation, un examen clinique et radiographique (eh oui, nous ne pouvons pas tout voir à l'œil nu !).

Si vous avez des traitements à réaliser, le professionnel vous expliquera les solutions à envisager, les risques, etc. Si le cas est complexe, il vous proposera un second rendez-vous d'analyse ou de remise de plan de traitement/devis et pourra potentiellement s'appuyer sur des outils, telles votre radio, des photos ou même une empreinte numérique (très bon outil de communication que j'utilise beaucoup), pour vous faire comprendre les étapes du traitement.

Un bon chirurgien-dentiste commencera toujours par traiter votre état parodontal si c'est nécessaire. En effet, une gencive saine est indispensable pour réaliser de manière efficace les autres soins : ce sont les fondations de la maison ! Par la suite, il s'occupera en priorité des dents postérieures avant les dents antérieures (sauf urgence, évidemment !). En effet, les dents de derrière sont les plus importantes pour la bonne occlusion, le calage, votre mastication. Beaucoup de patients me demandent de m'occuper de leurs dents de devant en premier, les fameuses dents du sourire. Mais un bon professionnel refusera, car, dans ce cas, les soins ne pourront être durables : sans molaires saines, les forces de mastication iront plus vers l'avant, ce qui endommagerait les dents de devant.

Une fois les soins terminés, le dentiste vous invitera à venir tous les six mois à un an pour réaliser un contrôle, une maintenance. Alors, et vous, cela se passe comme ça chez votre dentiste ?

Prendre soin de ses dents soignées

Vous vous êtes fait soigner une dent (amalgame, composite, couronne, etc.) et vous pensez être dispensé de prévention ? C'est une erreur, car personne ne peut vous garantir que ce soin sera durable dans le temps. Sa longévité dépend de la qualité du travail du dentiste, bien sûr, mais également de votre hygiène. Eh oui, vous devez continuer à bien nettoyer votre couronne dentaire par le brossage et l'utilisation de brossettes ou de fil dentaire. En effet, des bactéries pourraient s'infiltrer sous la couronne et causer de gros dégâts, souvent silencieux. D'où l'importance encore plus grande, quand on a eu des soins dentaires, de contrôler ses dents une fois par an, même si vous n'avez pas mal, et d'adopter une hygiène bucco-dentaire rigoureuse.

Phobie du dentiste : des solutions existent !

Selon un sondage*, près d'un Français sur deux a peur d'aller chez le dentiste, en particulier les femmes (55 %) et les jeunes entre 25 et 34 ans. Chez certaines personnes (environ 10 %), c'est une véritable phobie, que l'on appelle la stomatophobie. Cette peur incontrôlable, et irraisonnée, amène les patients à retarder les soins dentaires, voire à y renoncer totalement, ce qui peut provoquer de graves complications.

La bonne nouvelle est qu'il existe des solutions pratiques pour surmonter cette angoisse, notamment une technique appelée MEOPA (mélange équimolaire d'oxygène et de protoxyde d'azote),

* Étude OpinionWay pour Doctolib : *Les Français et leur peur du dentiste*, mars 2016.

administré grâce à un masque d'inhalation. C'est en fait le nom savant du gaz hilarant, dont les propriétés anxiolytiques et analgésiques sont bien connues.

Autre solution qui permet, à terme, de gommer la phobie : les thérapies comportementales et cognitives (TCC). Il s'agit d'un travail psychologique sur ses croyances, pensées et comportements associés à l'image du dentiste.

CHAPITRE 35

Pourquoi dit-on...

En français, il existe de très nombreuses expressions utilisant le mot « dent ». Les connaissez-vous toutes ?

Être sur les dents, c'est être très occupé (et, surtout, très stressé), consacrer tout son temps à une tâche particulière. Certains linguistes expliquent que l'expression vient du monde hippique, car le cheval exténué appuie ses dents sur le mors. D'autres font le lien avec une autre expression : mordre la poussière, et donc littéralement être/tomber sur les dents.

Parler entre ses dents signifie parler tout bas, de manière presque inaudible, ne pas articuler, de telle sorte que le son ne franchit pas la barrière des dents.

Avoir la dent dure, c'est être assez dur et intransigeant dans ses propos, manquer de tact et d'indulgence.

Se casser les dents (sur quelque chose), c'est subir un échec.

Serrer les dents, c'est endurer une souffrance sans se plaindre, prendre son mal en patience, et donc ne rien dire.

Avoir une dent contre quelqu'un signifie avoir une rancœur durable contre une personne. Sûrement parce que, dans l'Antiquité, se faire soigner les dents n'était pas une partie de plaisir, et que l'on en voulait beaucoup à celui qui nous les arrachait… Cette expression est aussi à relier au fait de « montrer les dents », qui était synonyme d'agressivité. Au XVIIIe siècle, on disait aussi « avoir une dent de lait contre quelqu'un », sûrement le signe d'une rancune passagère…

Avoir les dents longues, c'est être ambitieux, carriériste, avoir très envie de réussir ou de s'enrichir rapidement. Sûrement en référence à certains animaux carnivores qui ont des dents plus longues pour dévorer leurs proies et tous les obstacles qui se dressent sur leur chemin. On dit aussi « avoir les dents qui rayent le parquet ».

Mentir comme un arracheur de dents, c'est mentir de manière éhontée. Je vous ai déjà expliqué l'origine de cette expression *p. 10*.

Croquer la vie à pleines dents signifie profiter de la vie, foncer sans trop se poser de questions. Les origines de cette expression remontent au XVe siècle : elle voulait dire alors « avoir bon appétit ». Par analogie, elle signifie aujourd'hui mordre dans la vie comme on mordrait dans une pomme bien juteuse, avec envie et gourmandise.

Quand les poules auront des dents. Les poules n'ayant pas de dents, l'expression signifie tout simplement que cela n'arrivera jamais. À la fin du XIXe siècle, on disait aussi « quand les poules pisseront ».

Avoir la dent, ou avoir la dent creuse, c'est être affamé. On trouve aussi l'expression « pas de quoi remplir une dent creuse » pour dire qu'il n'y a pas assez à manger.

Prendre la lune avec les dents, c'est obtenir l'impossible. On trouve notamment cette expression, née au XVIe siècle, dans *Pantagruel,* de Rabelais. Elle sous-entend que même si la lune paraît proche, elle est difficile, voire impossible à atteindre…

Œil pour œil, dent pour dent signifie qu'une personne doit recevoir une punition à la hauteur de la souffrance qu'elle a infligée. C'est le principe de la loi du Talion (*talis,* en latin, signifiant « tel », « pareil », « semblable »).

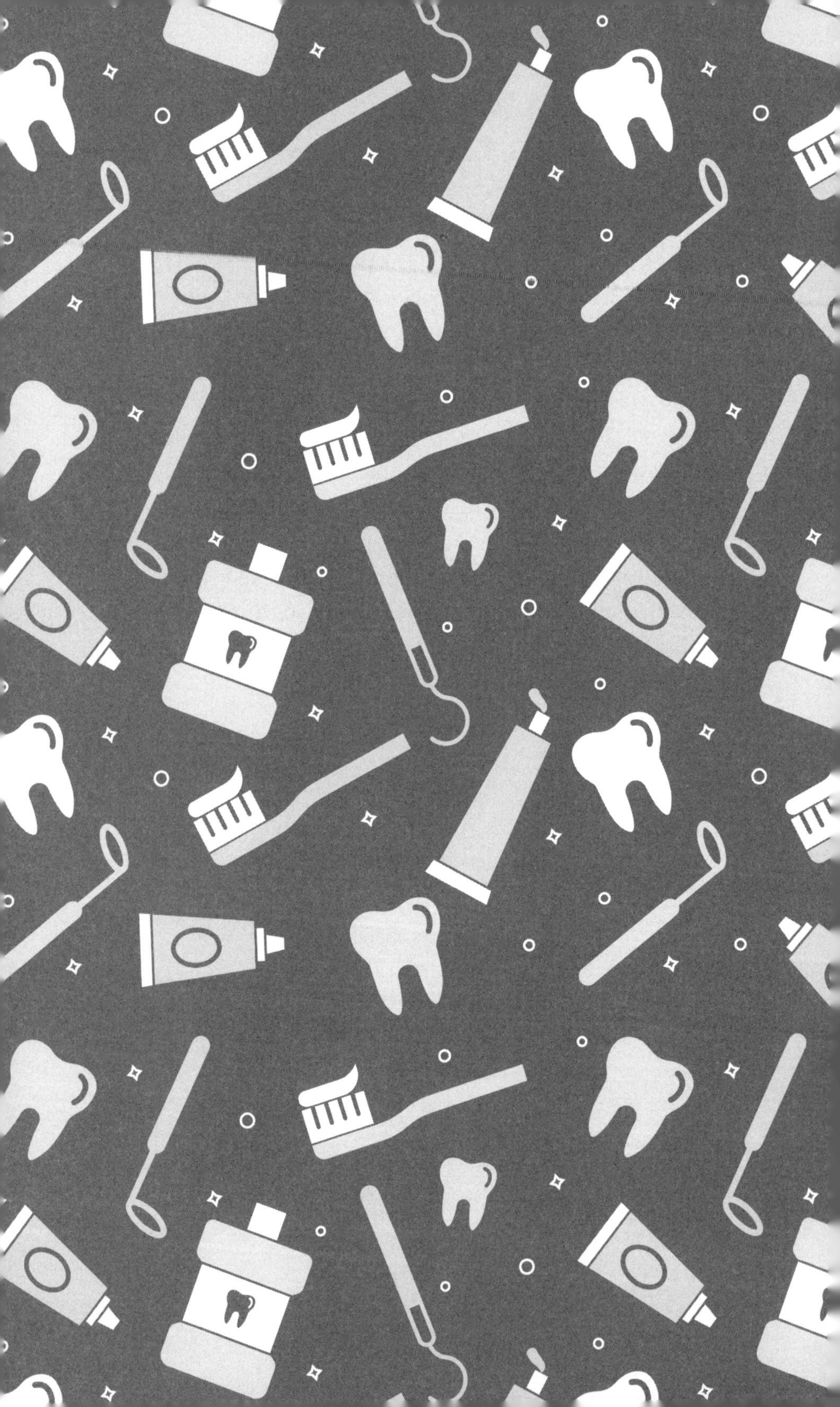

CARNET PRATIQUE :

Comment devenir un champion du brossage de dents ?

« La vie, ce n'est pas d'avoir de bonnes cartes, mais de bien jouer avec un mauvais jeu. »
Robert Louis Stevenson

Pour devenir un champion, quel que soit le domaine, il n'y a pas de secret : il faut avoir les bons outils et connaître les bons gestes (et un peu d'entraînement, bien sûr). En matière de brossage de dents, c'est la même chose !

La source de référence : l'UFSBD (Union française pour la santé bucco-dentaire)

Créée en 1966, l'UFSBD, association loi de 1901, est l'organisme de la profession dentaire. Son rôle est de susciter, d'animer et de coordonner tous les efforts entrepris en faveur de la santé bucco-dentaire en France. Elle a pour ambition de placer les chirurgiens-dentistes comme des acteurs centraux en matière de promotion de la santé et de prévention de nombreuses pathologies, qu'elles soient bucco-dentaires ou non. Elle est constituée d'un réseau d'associations départementales et régionales coordonné par une gouvernance nationale reconnue par les instances de santé publique.

Les pratiques et les modes de vie évoluent sans cesse, tout comme le savoir scientifique, ses recommandations concernant la santé et l'hygiène bucco-dentaires sont régulièrement mises à jour pour tenir compte des dernières données validées par la science, dans le souci constant d'améliorer la santé bucco-dentaire des Français.

Par exemple, depuis 2013, les nouvelles recommandations prônent deux brossages par jour au lieu de trois, pendant deux minutes au lieu de trois. De nombreuses études scientifiques ont en effet montré que cela suffisait pour combattre la plaque dentaire et la formation des caries (leur rythme de renouvellement étant de douze heures). Une étude a également prouvé que la qualité du brossage compte plus que sa fréquence. En outre, ces nouvelles recommandations sont aussi plus réalistes, car mieux adaptées au rythme de vie des Français.

Choisir les bons outils

La brosse à dents

Quelques règles simples pour choisir la bonne brosse à dents :

- Optez toujours pour une brosse à dents à poils souples. Ce modèle répond à une norme de grosseur de poils très précise de 20/100 000e de millimètre. Cette taille de poils permet de brosser les dents en douceur sans agresser l'émail et de se glisser facilement dans les espaces interdentaires. Autre conseil : plus la tête de la brosse est petite, mieux c'est, car elle pourra atteindre plus facilement les zones difficiles d'accès.

- Brosse manuelle ou électrique ? À vous de choisir ! La brosse électrique présente l'avantage d'être plus facile à utiliser. Elle est aussi théoriquement plus efficace pour enlever la plaque dentaire. Toutefois, si le brossage manuel est exécuté avec la bonne méthode, durant le temps de brossage recommandé, il s'avère tout à fait efficace. Le risque avec une brosse à dents électrique, sous prétexte qu'elle travaille à notre place, est de se brosser les dents trop rapidement. Mieux vaut un brossage manuel précis plutôt qu'un brossage électrique hâtif. De plus, selon moi, dans certains cas de maladie parodontale, l'utilisation d'une brosse à dents à poils souples doit être privilégiée.

- N'attendez pas que votre brosse à dents perde ses poils pour la remplacer... Pensez à changer de brosse, ou de tête de brosse à dents, tous les trois mois. Une astuce facile pour le faire sans y penser : changez de brosse à chaque changement de saison !

Pourquoi votre brosse à dents peut vite se transformer en nid à bactéries ?

Selon une étude menée par des chercheurs de l'université de Manchester*, nos brosses à dents peuvent abriter pas moins de 10 millions de bactéries ! Et le pire, c'est que celles-ci ne viennent pas uniquement de notre bouche... En effet, comme elles sont généralement posées à proximité du lavabo, elles reçoivent des éclaboussures lorsque l'on se lave les mains. Et je vous laisse imaginer le

* S. Pradeep *et al.*, « A Prospective Study on Assessment of Microbial Contamination of Toothbrushes and Methods of Their Decontamination », *Cureus*, 2022.

tableau si votre lavabo se trouve à proximité des toilettes… Il lui arrive aussi souvent de tomber par terre, ramassant par la même occasion toutes les bactéries présentes sur le sol et ramenées de l'extérieur par nos chaussures. Ce nombre de bactéries augmente encore un peu plus si vous entreposez votre brosse dans le même gobelet que votre partenaire et/ou vos enfants. Et si vous avez pour habitude d'utiliser un étui en plastique qui, lui, favorise le développement des moisissures… Bref, rincez (longtemps !) votre brosse à dents sous l'eau chaude après utilisation, et n'oubliez pas de la changer tous les trois mois.

Autre information, qui s'adresse plus spécifiquement aux personnes qui se brossent les dents sous la douche : c'est une très mauvaise habitude ! La raison : l'humidité ambiante et la chaleur sont très mauvaises pour les poils de votre brosse à dents, qui, à la longue, vont s'affaisser et perdre leur efficacité. Sans oublier que la douche est un endroit propice à la prolifération des bactéries.

Le dentifrice

Il doit obligatoirement contenir du fluor pour renforcer la structure minérale de l'émail. La quantité présente dans le dentifrice et son dosage doivent être adaptés à l'âge de l'enfant et au risque carieux.

Sachez que le fluor est un minéral que l'on trouve naturellement dans toutes les sources d'eau, y compris les océans, les rivières et les lacs. Il contribue à rendre l'émail des dents plus résistant à la carie et participe à la réparation de l'émail affaibli. Chez les nourrissons et les tout-petits qui ne reçoivent pas une quantité suffisante de fluor, un risque accru de caries dentaires peut exister.

Voici les dernières recommandations de l'UFSBD en la matière.

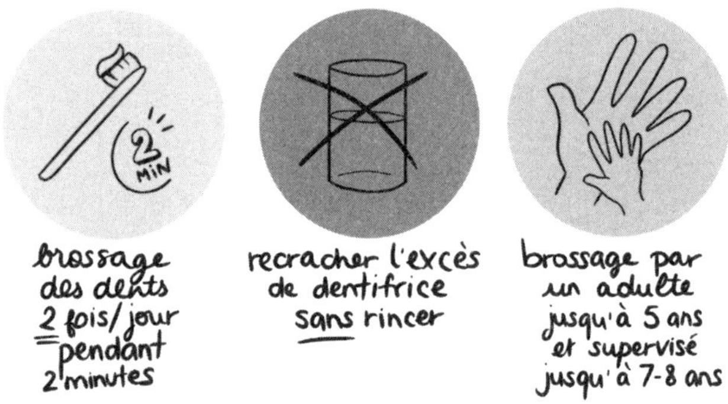

En cas de risque carieux faible, on utilisera :

- une trace de dentifrice à 1000 ppm de fluor (ce taux est donné au dos du tube) jusqu'à 3 ans ;
- un petit pois de dentifrice à 1000 ppm de fluor jusqu'à 6 ans ;
- un petit pois de dentifrice à 1450 ppm de fluor à partir de 6 ans, jusqu'à l'âge adulte.

En cas de risque carieux élevé, on utilisera :

- une trace de dentifrice à 1 000 ppm de fluor jusqu'à 2 ans ;
- un petit pois de dentifrice à 1 000 ppm de fluor de 2 à 3 ans ;
- un petit pois de dentifrice à 1 450 ppm de fluor de 3 à 6 ans ;
- un petit pois de dentifrice à 1 450 ppm de fluor jusqu'à 10 ans, à 2 500 ppm jusqu'à 16 ans et 5 000 ppm au-delà.

À noter !

- L'utilisation du dentifrice fluoré doit se faire sur une brosse à dents sèche pour maintenir ses propriétés sur la surface dentaire.
- Il est également important de bien recracher l'excès de dentifrice, mais inutile de rincer avec de l'eau : au contraire, en laissant un léger film sur les dents, le fluor va encore mieux agir, et ainsi vous maximiserez son effet protecteur. Personnellement, et vous êtes peut-être comme moi, je n'arrive pas du tout à ne pas me rincer la bouche après le brossage, mais pour une personne à risque carieux élevé, je le conseille ! Vous pouvez également finir le lavage avec un bain de bouche sans alcool à usage quotidien au fluor qui permettra de limiter la reformation de la plaque jusqu'au prochain brossage.

- Chez l'enfant, le brossage doit être réalisé par un adulte jusqu'à 5 ans et supervisé par un adulte jusqu'à 7-8 ans.

- Discutez avec votre dentiste pour savoir si votre enfant nécessite une supplémentation fluorée.

- Rappelons quand même que c'est l'action mécanique (le brossage de dents) qui est la plus importante et qui doit être bien réalisée *(voir p. 244)*.

Ce que doit contenir un dentifrice

- **Un ou plusieurs fluorures,** reconnus comme les meilleurs agents anticaries. Ils diminuent les effets de la déminéralisation et favorisent la reminéralisation de l'émail lors des attaques acides. Le fluor a également une action antibactérienne.

- **Des antiseptiques,** pour limiter la multiplication des bactéries, et donc la formation de la plaque.

- **Un tensioactif** (laurylsulfate de sodium), c'est-à-dire un agent moussant et détergent, pour faciliter le décollement de la plaque.

- **Des humectants,** pour éviter que le dentifrice sèche.

- **Des épaississants,** pour apporter de la texture et de l'onctuosité à la pâte de dentifrice.

- **Un édulcorant** (saccharine ou son sel de sodium).

- **Un conservateur** possédant des propriétés antibactériennes.

Le dentifrice peut également contenir :

- **des agents polissants** (silice, bicarbonate de sodium principalement). Ils sont présents dans tous les dentifrices, mais en plus ou moins grande concentration. Ils ont notamment pour mission de polir la surface de la dent et sont plus présents dans les dentifrices dits « blanchissants » (que je déconseille d'ailleurs, car ils contiennent souvent des particules abrasives pour votre émail) ;

- **des arômes,** pour donner du goût ou le masquer, **et des colorants,** naturels ou de synthèse.

Le fil dentaire et autres accessoires

Il fait désormais partie des recommandations quotidiennes de l'UFSBD, qui préconise de l'utiliser tous les soirs, et de préférence avant le lavage plutôt qu'après. Il peut être utilisé dès le plus jeune âge, dès que deux dents se touchent, en respectant la méthode FIL® *(voir p. 247)*.

Les brossettes interdentaires, elles, peuvent être utilisées lorsque les espaces interdentaires sont plus larges (également dans le cas des dents porteuses d'un fil de contention ou encore entre vos prothèses sur implants). Plusieurs tailles de brossettes sont disponibles en fonction de l'espace à nettoyer.

Le jet dentaire, ou hydropulseur, peut enfin être utilisé pour compléter le tout et éliminer rapidement les résidus alimentaires et la plaque dentaire entre les dents. Ce n'est néanmoins pas une alternative au fil dentaire et/ou à la brossette, car l'action mécanique est indispensable

En revanche, évitez absolument les cure-dents, qui risquent de blesser les gencives.

Le bain de bouche

Il est recommandé, notamment pour les personnes qui ont des difficultés à se brosser les dents ou à passer le fil dentaire. Il permet d'offrir une protection supplémentaire contre les caries et les maladies parodontales après le brossage des dents. Mais attention, il ne remplace en aucun cas le brossage manuel ni le passage du fil dentaire et/ou de la brossette.

Pratiquer les bons gestes

Choisir la bonne méthode de brossage

Avant les premières dents

Utilisez une compresse humide à passer sur les gencives avant le début d'éruption des premières dents de lait.

De 6 mois à 2 ans

Dès l'apparition de la première dent de lait, il faut la nettoyer avec une petite brosse souple en silicone spéciale premières dents, et avec une trace de dentifrice adapté *(voir p. 240)*. Une fois par jour peut suffire, le soir. Programmez ce nettoyage de préférence au moment du bain, afin de le transformer en routine quotidienne.

À partir de 2 ans et jusqu'à 6 ans : la méthode 1-2-3-4®

À cet âge, le brossage doit être réalisé par un adulte, jusqu'à 5 ans environ. La bonne position : placez-vous derrière votre enfant, calez sa tête contre votre poitrine et maintenez-la légèrement en arrière, en plaçant votre main sous son menton.

Programmez deux brossages par jour, un le matin et un le soir avant le coucher.

Cette méthode se déroule en quatre étapes :

1. On commence par brosser les dents du bas à gauche. On fait dix passages avec la méthode simple, dite « horizontale » : les poils de la brosse à dents, posée à cheval sur les dents, font un mouvement de va-et-vient.

2. On passe ensuite au côté droit, toujours en bas. À nouveau, dix passages.

3. On poursuit avec les dents du haut à droite. Encore dix passages.

4. On termine avec les dents du haut à gauche. Dix passages également.

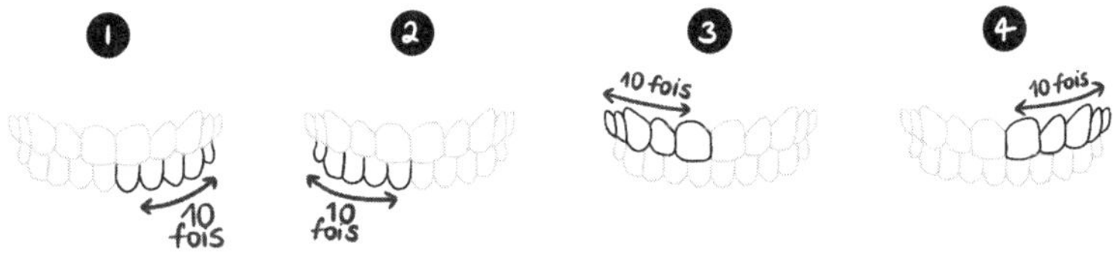

À partir de 6 ans (et pour toute la vie) : la méthode BROS®

L'enfant commence à se brosser les dents tout seul (mais toujours sous la supervision d'un adulte, jusqu'à 7 ou 8 ans environ). L'occasion de lui apprendre les bons gestes.

Cette méthode est composée de quatre grands principes :

1. **B**rosser haut et bas séparément.

2. **R**ouleau : faire un rouleau ou un mouvement rotatif pour brosser les dents et les gencives du rose vers le blanc.

3. **O**blique : incliner la brosse à 45° sur la gencive.

4. **S**uivre le bon trajet pour faire le tour de toutes les dents sans oublier le dessus de celles-ci.

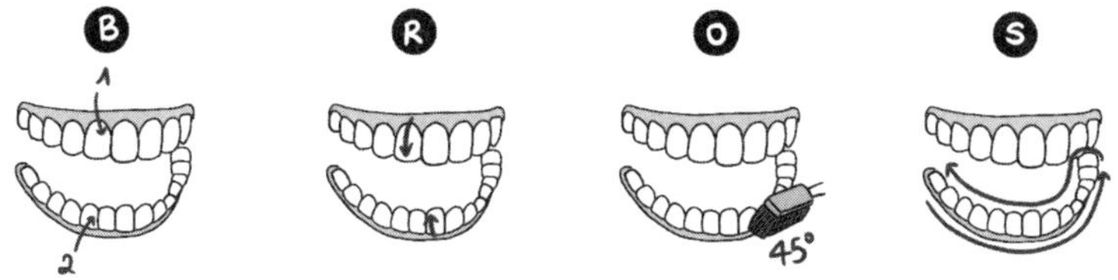

Dès que deux dents se touchent : la méthode FIL®

Quand deux dents se touchent, l'espace interdentaire est inaccessible à la brosse à dents. L'usage du fil dentaire est alors recommandé.

1. Prenez du fil entre vos mains.

2. Insérez-le délicatement entre les deux dents, et faites-le glisser doucement. Ne forcez pas pour ne pas blesser la gencive.

3. Libérez l'espace en retirant le fil, et faites la même opération sur les autres espaces.

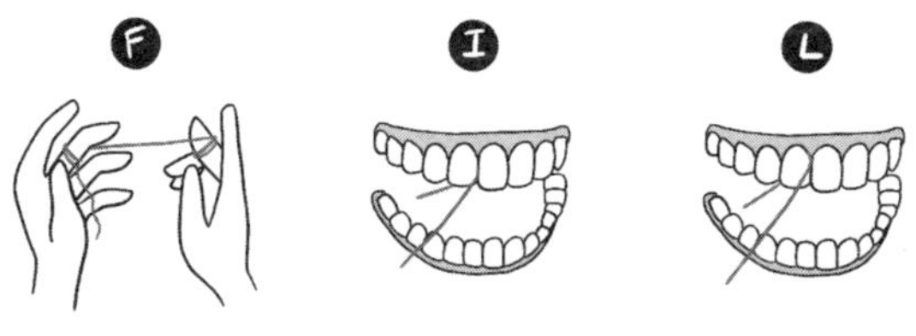

Et si l'on ne peut pas se brosser les dents ?

À défaut de brosse à dents à disposition, rincez-vous au moins la bouche avec un verre d'eau ou mâchez un chewing-gum sans sucre pendant vingt minutes.

Attendre au moins trente minutes après le repas avant de se brosser les dents

Se brosser les dents après avoir mangé, OK, mais pas tout de suite après non plus ! En effet, quand vous mangez, les bactéries présentes dans votre flore buccale libèrent des acides qui attaquent l'émail dentaire. Or, se brosser les dents à ce moment précis favoriserait la pénétration de ces acides dans les dents ! Mieux vaut donc attendre un peu avant d'aller dans la salle de bains, le temps que la salive qui est, je le rappelle, l'une des meilleures amies de nos dents *(voir p. 129),* fasse son boulot de nettoyage. Mais attention, on n'attend pas trop longtemps non plus : trente à soixante minutes max, c'est la durée idéale.

Table des matières

Cct ouvrage est composé de matériaux issus de forêts bien gérées certifiées FSC®, de matériaux recyclés et de matériaux issus d'autres sources contrôlées.
Le Forest Stewardship Council® est une organisation internationale non gouvernementale qui encourage une gestion écologiquement adaptée, socialement bénéfique et économiquement viable des forêts de la planète.

Pour en savoir plus, consultez le site *www.fsc.org*

MIXTE
Papier | Pour une gestion forestière responsable
FSC® C022829

Achevé d'imprimer en août 2024
sur les presses de la Nouvelle Imprimerie Laballery
58500 Clamecy
Dépôt légal : septembre 2024
N° d'impression : 408261

Imprimé en France

La Nouvelle Imprimerie Laballery est titulaire
de la marque Imprim'Vert®